Aishani Baksi
Manju R

AMBIENTE DENTÁRIO ADAPTADO AOS SENTIDOS

Aishani Baksi
Manju R

AMBIENTE DENTÁRIO ADAPTADO AOS SENTIDOS

ScienciaScripts

Imprint

Cover image: www.ingimage.com

This book is a translation from the original published under ISBN 978-3-659-80563-9.

Publisher:
Sciencia Scripts
is a trademark of
Dodo Books Indian Ocean Ltd. and OmniScriptum S.R.L publishing group

120 High Road, East Finchley, London, N2 9ED, United Kingdom
Str. Armeneasca 28/1, office 1, Chisinau MD-2012, Republic of Moldova, Europe
Managing Directors: Ieva Konstantinova, Victoria Ursu
info@omniscriptum.com

Printed at: see last page
ISBN: 978-620-8-37071-8

RECONHECIMENTO

Devo a minha primeira expressão de profunda gratidão à minha mãe, **Sra. Rozy Baksi**, e ao meu pai**, Dr. Dipanjan Baksi**, que têm sido o meu apoio constante em todos os obstáculos que enfrentei. Um mero reconhecimento nunca se poderia comparar à gratidão que desejo expressar-lhes.

Estou eternamente grato à minha professora, guia, mentora e Diretora do Departamento, **Prof. (Dr.) Manju R.** HOD, Department of Pediatric and Preventive Dentistry, AB Shetty Memorial Institute of Dental Sciences, pelo seu incansável encorajamento, orientação valiosíssima, supervisão constante, esforços incessantes e sugestões sem os quais esta dissertação teria sido uma tarefa impossível. Agradeço-lhe todo o apoio que me tem dado ao longo deste período do meu curso de pós-graduação e na preparação desta dissertação.

Agradeço também ao **Prof. (Dr.) US Krishna Nayak**, Diretor e Reitor do AB Shetty Memorial Institute of Dental Sciences, por me ter incentivado a dedicar-me à investigação e por me ter apoiado em todas as actividades.

É com grande prazer e honra que expresso a minha sincera gratidão aos meus queridos professores, Prof**. (Dr.) Amitha M Hegde, (Dr.) Kavita Rai, Prof. (Dr.) Rajmohan Shetty, (Dr.) Prof Vabitha Shetty, Prof.) Amarshree A Shetty, Prof. (Dr.) Srikala Bhandary, Dr. Meghna Bhandary, Dr. Prajna Nayak, Dr. Ananthu H e Dr. Krithika Shetty** pela sua inspiração, encorajamento e conselhos oportunos durante todo o período do meu curso.

Estou sempre grata aos meus queridos amigos Dr. Rupanjan Roy e Dr. Shikha Bhaskar por terem sido sempre os meus pilares de força.
Estou grata aos meus colegas de grupo, Dra. Isha, Dra. Nanthini, Dra. Nishi, Dra. Pratyasha e Dr. Sai Srinivas, pelo seu apoio constante.
Um agradecimento especial à minha doutora sénior Swagata Saha pelo seu inestimável apoio e ajuda. Gostaria também de agradecer aos meus superiores imediatos, Dr. Siddhesh, Dr. Kripa, Dr. Viraj, Dr. Sagun, Dr.ª Liza e Dr.ª Naina, e ao meu júnior, Dr. Drishadvati Mukherjee, pela sua ajuda, que foi de facto indispensável.

Gostaria de agradecer a todos aqueles que me ajudaram de forma notória e despercebida. Acima de tudo, estendo a minha eterna gratidão ao Todo-Poderoso, por me ter concedido a oportunidade e a capacidade de avançar nos meus futuros empreendimentos.

Local: Mangalore
Dr. Aishani Baksi Data:

ÍNDICE

1. INTRODUÇÃO

Nas últimas décadas, tem havido uma atenção crescente à forma como o processamento sensorial afecta o desenvolvimento. Este processo ajuda-nos a interpretar a informação do nosso corpo e do nosso ambiente, influenciando a forma como interagimos com o mundo à nossa volta. Desde o nascimento, o processamento sensorial desempenha um papel fundamental na modelação das acções dos bebés através de movimentos reflexivos e da regulação dos seus estados emocionais[1] O conceito de integração sensorial de Ayres[2] é essencialmente equivalente ao processamento sensorial. Envolve a coordenação de múltiplas entradas sensoriais, o que ajuda a formar e a recuperar percepções multissensoriais no sistema nervoso central, apoiando assim o processamento e a organização eficazes da informação sensorial. Algumas crianças têm dificuldades significativas em regular as suas respostas sensoriais, o que pode perturbar as actividades diárias, as rotinas e a aprendizagem[3] . A investigação indica que 5% a 13% das crianças com idades compreendidas entre os 4 e os 6 anos são afectadas por estas perturbações sensoriais, o que leva a graves dificuldades sociais e emocionais em resultado das suas deficiências sensoriais[4] . A disfunção do processamento sensorial é uma condição caracterizada por dificuldades na organização, processamento e análise da informação sensorial (tato, movimento, consciência corporal, visão, som, olfato e paladar). Também designada por perturbação do processamento sensorial. [Descrita pela primeira vez pela terapeuta ocupacional e psicóloga norte-americana A. Jean Ayres (1920-1989)][2] . A investigação indica que os sintomas sensoriais podem afetar significativamente a atenção e as capacidades de comunicação. Estes problemas também afectam negativamente a vida familiar e levam a um maior stress parental. As perturbações do processamento sensorial (SPD) estão associadas a um risco acrescido de problemas de internalização e externalização, bem como a vários problemas de saúde a longo prazo. Por exemplo, a sobre-responsividade sensorial está associada a problemas gastrointestinais crónicos e a perturbações do sono. Além disso, as crianças com DPS podem debater-se com aversões à comida e problemas alimentares.[5] Os desafios sensoriais têm frequentemente impacto em vários aspectos da vida quotidiana, incluindo os cuidados orais. Estudos sugerem que as crianças com deficiências que apresentam uma sensibilidade elevada a estímulos sensoriais podem enfrentar dificuldades significativas com a higiene oral, tanto em casa como em ambientes dentários (Stein et al., n.d.). As crianças com Perturbação do Espectro do Autismo (PEA) têm muitas vezes dificuldades com as intervenções dentárias devido a uma maior sensibilidade aos efeitos visuais e aos efeitos de vários ruídos que surgem no ambiente clínico, o que pode causar medo. Além disso, de acordo com a investigação efectuada no ano de 2016, os pacientes com deficiências intelectuais que são menos cooperantes tendem a exibir um medo muito pronunciado e um comportamento atípico quando um determinado tipo de ambiente sensorial é apresentado.[7] . Por conseguinte, o tratamento sob anestesia geral pode ser necessário, mesmo no caso de procedimentos normais na cadeira, o que pode dar origem a complicações[8] . A gestão eficaz do comportamento é crucial para reduzir a ansiedade dentária, minimizar os comportamentos negativos e abordar as respostas psicofisiológicas em crianças e jovens com deficiências intelectuais e de desenvolvimento (IDD).[9] Com base na teoria da integração sensorial proposta por Ayres, os tratamentos baseados nos sentidos têm sido explorados e, ao mesmo tempo, utilizados por várias pessoas relacionadas com o domínio dos cuidados de saúde para pacientes com deficiências de desenvolvimento (DD). Os principais objectivos são melhorar o processamento sensorial e a autorregulação, melhorar o funcionamento adaptativo e apoiar a participação da criança no trabalho regular. Esta abordagem, para além de abordar o comportamento necessário para completar procedimentos específicos, também ajuda a cultivar um interesse a longo prazo na manutenção de bons hábitos dentários e na prevenção.[10]

2. TERMINOLOGIAS DE BASE

a. Necessidades especiais de cuidados de saúde:

A Academia Americana de Odontopediatria (AAPD) descreve os requisitos de cuidados de saúde especiais como -qualquer deficiência física, fisiológica, neurológica, sensorial, comportamental, cognitiva ou emocional ou perturbação restritiva que exija tratamento médico, envolvimento em cuidados de saúde e/ou a utilização de serviços ou programas específicos.‖[11]

b. Perturbação do processamento sensorial (SPD):

A disfunção do processamento sensorial é uma doença caracterizada por dificuldades na organização, processamento e análise das informações sensoriais (tato, movimento, consciência corporal, visão, som, olfato e paladar). Também designada por perturbação do processamento sensorial. [Descrita pela primeira vez pela terapeuta ocupacional e psicóloga norte-americana A. Jean Ayres (1920-1989)].[12]

c. Deficiência intelectual:

A deficiência intelectual é uma deficiência caracterizada por limitações significativas tanto no funcionamento intelectual como no comportamento adaptativo, expresso em competências conceptuais, sociais e práticas de adaptação. Esta deficiência tem origem antes dos 18 anos de idade.[13]

d. Perturbação do Espectro do Autismo (PEA) :

É uma perturbação do neurodesenvolvimento caracterizada por défices na comunicação social e pela presença de interesses restritos e comportamentos repetitivos.[14]

e. Medo e ansiedade dentária (DFA):

O medo dentário refere-se normalmente a uma reação emocional desagradável normal a estímulos ameaçadores específicos que ocorrem em situações associadas ao tratamento dentário, enquanto a ansiedade dentária é um estado emocional negativo excessivo e irracional experimentado pelos doentes dentários.[15]

f. Orientação comportamental:

A orientação comportamental é uma interação contínua que envolve a equipa dentária (ou seja, o dentista e o pessoal), o paciente e os pais, orientada para a comunicação e educação antes e durante a prestação de cuidados.[16]

3. PERTURBAÇÕES DO PROCESSAMENTO SENSORIAL - UMA VISÃO GERAL DOS CONCEITOS

Introdução

O processamento sensorial é um termo geral que descreve a forma como os sistemas nervosos central e periférico gerem os estímulos sensoriais recebidos e permitem uma resposta organizada à informação apresentada[17] . O registo sensorial ajuda o SNP a identificar e a transmitir informações específicas ao cérebro. A integração sensorial organiza então os dados provenientes de vários sistemas sensoriais para produzir uma resposta adequada e adaptativa[18] . A integração sensorial envolve a modulação sensorial, um processo que nos ajuda a dar prioridade à informação sensorial importante e a ignorar os estímulos irrelevantes. Quando a modulação sensorial é afetada, os indivíduos podem sofrer de desatenção, procurar um input sensorial excessivo ou evitar certas experiências. Estes problemas podem também levar a dificuldades na gestão do estado de alerta e da excitação, com flutuações visíveis nestes estados. A integração sensorial neurológica alterada pode levar à Perturbação do Processamento Sensorial, que prejudica a capacidade do cérebro para analisar os estímulos sensoriais de forma correta, provocando respostas indecorosas que levam a uma diminuição da capacidade de aprender, coordenar, comportar-se e falar. Por vezes, a SPD pode contribuir para a pressão, a tensão, a depressão e representa um risco de desenvolvimento de problemas psicopatológicos. Embora os estudos epidemiológicos nas populações ocidentais indiquem que o DPS afecta 5-15% das crianças, muitos profissionais de saúde continuam a desconhecer esta doença, o que leva a que as necessidades não sejam satisfeitas e as famílias fiquem frustradas. A forma como o cérebro processa a informação sensorial é conhecida como Integração Sensorial (IS), que permite respostas eficazes a vários impulsos. Na década de 1970 e nos primeiros dias da década de 1980, o Dr. A.J. Ayres fez uma investigação substancial para formular a teoria da IS. Como afirmou o Dr. Ayres, a SI é - o procedimento neurológico que organiza as sensações que surgem dentro do corpo e do meio envolvente, permitindo uma interação eficaz com o meio envolvente.‖ .[2]

Evolução do DOCUP

O vasto domínio das DPS pode ser dividido em duas áreas principais: um ramo médico originalmente designado por integração sensorial, e também uma divisão da neurociência, a integração sensorial, que é utilizada para proclamar o estudo particular da sensação. Clinicamente, esta locução, SI, foi inicialmente introduzida por Ayres para descrever o estudo de indivíduos com respostas sensoriais atípicas. Esta condição é atualmente conhecida como DPS. Com os avanços da ciência, surgiu um campo recente de investigação neurocientífica que investiga a integração multissensorial (MSI), que examina a interação de mais de duas modalidades sensoriais.[19]

Conceito de Ayres de DPS

Ayres baseou a sua identificação clínica das DPS no exame de campo e nas observações de jovens com dificuldades de aprendizagem entre 1960 e 1980. Levantou a hipótese de que as DPS tinham alguma relação com deficiências neurológicas na análise, modulação, discriminação e reconhecimento da informação sensorial. Ayres chamou à sua hipótese a teoria da integração sensorial (SIT), desenvolveu avaliações conhecidas como ensaios de integração sensorial, referiu-se à perturbação clínica como disfunção da integração sensorial e, ao mesmo tempo, fundou uma abordagem de gestão chamada terapia de integração sensorial.[19]

Conceito de Ayres de Intervenção Sensorial

O tratamento de integração sensorial, tal como foi inicialmente desenvolvido por Ayres (1972), utiliza ambientes multissensoriais para envolver as crianças em actividades orientadas para objectivos que oferecem estímulos sensoriais específicos. As técnicas combinam o impulso sensorial e o projeto cognitivo para ajudar as crianças a manter a regulação, a concentrar a atenção, a gerir as emoções e a desenvolver capacidades motoras complexas. As actividades são concebidas para serem agradáveis e estimularem o impulso natural da criança, incorporando vários estímulos sensoriais. Esta exposição repetida a estímulos resultantes do ímpeto sensorial criou canais para os ciclos neurais actuais e promove a participação efectiva em contextos do mundo real.[19]

Teorias de Ayers sobre o SPD

As teorias de Ayres e os conceitos subjacentes relacionados com a integração multissensorial têm origem, em grande medida, nas primeiras investigações em neurociência. A autora defende que os sistemas sensoriais se relacionam quase imediatamente, exigindo uma integração subconsciente no que respeita às múltiplas entradas sensoriais para dar sentido às experiências. Segundo ela, "a integração sensorial classifica, ordena e, eventualmente, combina todas as entradas sensoriais individuais numa função cerebral unificada". Uma análise da sua teoria identifica cinco constructos fundamentais: 3 para o diagnóstico e 2 para a intervenção. O seu enquadramento teórico baseou-se na premissa de que as crianças com DPS têm um funcionamento cerebral atípico e que a compreensão destes défices pode conduzir a estratégias de tratamento eficazes (Ayres, 1975). O seu modelo de intervenção visava melhorar a compreensão da interação composta de várias modulações sensoriais cruciais para a maturação, o desenvolvimento e o treino. Três conceitos neurobiológicos fundamentais deram forma à perceção de Ayres sobre as DPS: (1) o desenvolvimento segue uma sequência previsível; (2) o desenvolvimento invulgar pode manifestar-se como outros comportamentos antigos; e (3) o desenvolvimento depende da interação com o ambiente. Baseando-se nas teorias de Piaget (1952) e nas de Ames no ano de 1964[20] , Ayres ilustrou como a progressão de comportamentos motores compostos agravantes indica a maturação do sistema nervoso central. De acordo com a proposta de Ayres, a DPS representa uma alteração do crescimento habitual com comportamentos compreensíveis que reflectem níveis funcionais mais primitivos. Ayres colocou a hipótese de que as crianças que se enquadram na categoria de divisão sensorial excessivamente reactiva da DPS estão presas numa fase primitiva do desenvolvimento, como evidenciado pelas suas respostas de luta ou fuga a experiências sensoriais típicas (Ayres, 1963). O seu estudo enfatizou que as fases de desenvolvimento são "pré-programadas" de acordo com a filogenia (Ayres, 1966a), com a ontogenia individual - moldada pela interação do ambiente e da genética - a criar caraterísticas únicas (Ayres, 1954, 1975). Ayres observou que, à medida que o desenvolvimento progride, as regiões cerebrais mais antigas tornam-se mais interligadas, estabelecendo interconexões entre vias neurais já existentes. A sua integração no trabalho de investigação contemporâneo sobre neurobiologia apoiou a sua opinião de que o crescimento habitual resulta da interação entre as capacidades próprias e as aprendizagens da sociedade e do ambiente. (Ayres, 1975).

SPD - Conceitos actuais

As DPS são agora oficialmente reconhecidas como um tipo de categoria de diagnóstico na Subdivisão de Diagnóstico da Saúde Intelectual e das Doenças do Desenvolvimento da Infância e da Primeira Infância-Revista, vulgarmente conhecida como Zero a Três. Este termo foi cunhado por Egger & Emde no ano de 2011, Conselho Interdisciplinar criado para as Perturbações do Desenvolvimento e da Primeira Infância no ano de 2008. Além disso, os pacientes que sofrem de PEA sofrem mais frequentemente de distúrbios sensoriais e estão listados no DSM-5 sob os critérios de diagnóstico para "padrões restritos e repetitivos de comportamento, interesses ou actividades" no ano de 2015 por Schaaf & Lane. As crianças com DPS enfrentam desafios na resposta, processamento e organização da informação sensorial, o que tem impacto na sua capacidade de se envolver em actividades da vida diária (Miller et al., 2009). O diagnóstico de DPS pode ser complexo devido ao potencial envolvimento de múltiplos sistemas sensoriais (visual, auditivo, tátil, olfativo, gustativo, vestibular, propriocetivo e interoceptivo), levando a uma ampla gama de sintomas e necessitando de abordagens de tratamento variadas. Devido à sua diversidade, as DPS são divididas em subtipos de acordo com diferentes modelos, sendo as classificações de Miller e de Schaaf das mais utilizadas.[21]

Conceito de Millers de perturbações do processamento sensorial

O modelo proposto pelo Dr. L.J Miller categoriza as perturbações sensoriais em três subtipos coexistentes. (Figura 1). As SMD envolvem desafios no ajustamento da reciprocidade ao input sensorial, incluindo três subdivisões. (Figura 1) As DME dizem respeito a dificuldades com o equilíbrio, a coordenação motora e a execução de tarefas motoras, tanto especializadas como habituais, e dividem-se em dispraxia e perturbação postural. A DDS envolve problemas na interpretação de tipos específicos de impulsos sensoriais e pode afetar qualquer um dos sistemas sensoriais.[21]

Fig 1: Classificação de Miller das Perturbações do Processamento Sensorial

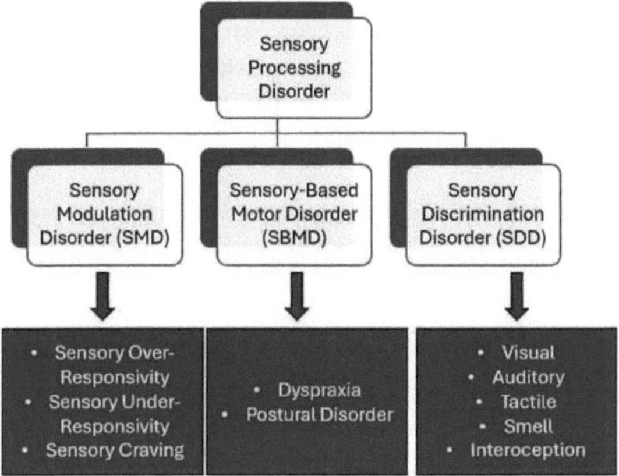

Conceito de Schaaf sobre a perturbação do processamento sensorial

O modelo da Dra. Roseann C. Schaaf, descrito no "Clinician's Guide for Implementing Ayres Sensory Integration"[12] , fornece um sistema de classificação pormenorizado para os padrões de perturbação do processamento sensorial (SPD). Este modelo baseia-se em investigações que comparam crianças com desenvolvimento típico com crianças com várias perturbações do desenvolvimento, incluindo a perturbação do espetro do autismo (PEA). Utiliza a Ferramenta de Interpretação da Avaliação da Integração Sensorial de Ayres (ASI-IT) para analisar estes tipos. Baseado no Teste de Integração Sensorial dado por Ayres em 1977 e no Teste de Integração Sensorial Praxis (SIPT) dado por Mailloux em 1990, o modelo de Schaaf identifica vários padrões comuns de DPS: Visão geral da perceção sensorial deficiente; Somatodispraxia (SD); Défices de integração vestibular e bilateral (VBID); Visuodispraxia (VP); e Reatividade sensorial.

-**Visão geral da má perceção sensorial**: Dificuldade em reconhecer e interpretar informações sensoriais em vários sistemas.

- **Somatodispraxia (SD):** Caracterizada por uma perceção tátil deficiente combinada com dificuldades no planeamento motor, incluindo imitação, sequenciação e planeamento de acções.

- **Défices vestibulares e de integração bilateral (VBID)**: Envolve dificuldades no processamento vestibular e nas funções motoras relacionadas, como o tónus muscular e o equilíbrio.

- **Visuodispraxia (VP)**: Inclui uma consciência visual deficiente e a capacidade de planear trabalhos motores.

-**Reatividade sensorial**: Indica respostas exageradas ou insuficientes a estímulos sensoriais típicos, que podem perturbar o funcionamento diário e manifestar-se como stress, aumento dos níveis de atividade. Pode ser retratada como reatividade aumentada ou reatividade reduzida.

O ASI-IT categoriza ainda estes problemas em três áreas principais: problemas de perceção sensorial (subdivididos em perceção vestibular, proprioceptiva, tátil e visual); problemas de função motora (incluindo postural, mecanismos oculares, integração bilateral, praxis centrada no corpo e visuopraxia); e problemas de reatividade sensorial (hiperreactividade e hiporeactividade). Quando vários problemas são observados em conjunto, são classificados em conformidade, como VBID para problemas vestibulares e de integração bilateral, SD para problemas de propriocepção e perceção tátil combinados com planeamento motor, e VD para dificuldades de perceção visual e visuopraxia.

Fig 2: Classificação de Schaaf das perturbações do processamento sensorial

Sensory Processing Disorder

Poor Sensory Perception | Somatodyspraxia | Visuodyspraxia | Vestibular & Bilateral Integration Deficits | Sensory Reactivity

- Hyperreactivity
- Hyporeactivity

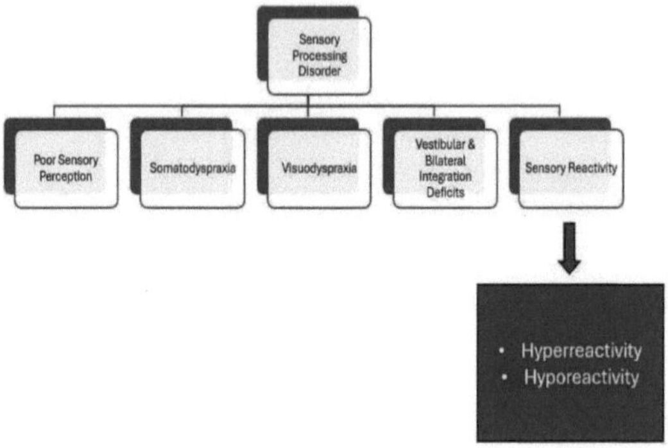

Avaliação das perturbações do processamento sensorial

As ferramentas mais frequentemente utilizadas para determinar o processamento sensorial das crianças incluem o SIPT, a Medida de Processamento Sensorial e o Perfil Sensorial dado por Jorquera-Cabrera et al. em 2017[22] . Entre estes, o Perfil Sensorial (e a sua versão actualizada, SP2) é particularmente popular devido à sua simplicidade e fiabilidade. Este questionário específico avalia o desempenho sensorial das crianças em combinação com outras avaliações, relatórios, observações e é preenchido por adultos que estão envolvidos no desenvolvimento da criança, geralmente os pais. A versão curta do Perfil Sensorial é a mais utilizada nos estudos epidemiológicos de Ahn et al. (2004); Engel-Yeger (2010); Gouze et al. (2009); Roman-Oyola & Reynolds (2013) devido à sua versatilidade e à disponibilidade de múltiplas versões adaptadas a objectivos específicos.

Fig 3: Instrumentos de avaliação das perturbações do processamento sensorial: Principais caraterísticas

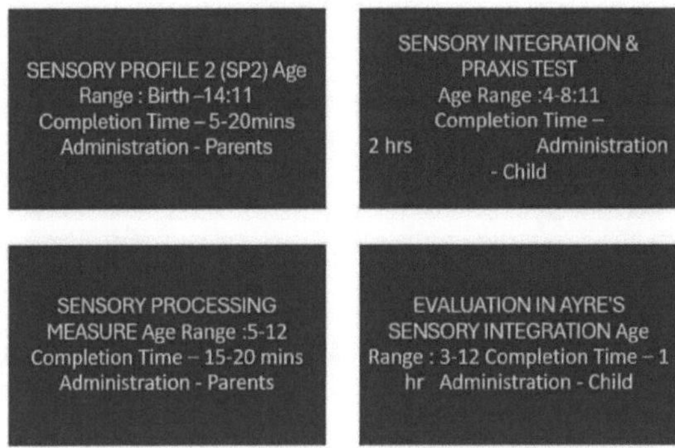

Tratamento das perturbações do processamento sensorial

De acordo com Ayres, a terapia ocupacional oferece os conhecimentos necessários para tratar a Perturbação do Processamento Sensorial. Um terapeuta ocupacional (OT) trabalha para construir uma relação de confiança e agradável com as crianças afectadas, criando um ambiente que promove a regulação da excitação, aumenta a participação e estabelece uma base sólida de aprendizagem adaptada ao seu sistema nervoso. O objetivo é aliviar as dificuldades sensoriais na vida diária, aumentar a autoestima das crianças e melhorar a dinâmica familiar e a qualidade de vida em geral. Entre as várias abordagens de TO para as DPS, a Terapia de Integração Sensorial (SIT) é amplamente utilizada. Este modelo de intervenção baseia-se nos seguintes princípios: plasticidade neural, que permite mudanças no cérebro, participação ativa e ambientes enriquecidos facilitam o desenvolvimento neural. Esta intervenção, especialmente concebida para crianças com perturbações do processamento sensorial, implica que o TO apresente desafios que ajudem as crianças a ultrapassar as dificuldades de modulação e participação sensorial, acabando por atingir comportamentos mais adaptativos. Ao encorajar esforços baseados na motivação, as crianças melhoram as suas capacidades de integração sensorial, aplicando as melhorias em vários contextos, como a casa, os campos desportivos, a escola e a sociedade que as rodeia. As crianças com DPS têm necessidades únicas devido aos desafios que enfrentam na comunicação, e não devemos descurar este aspeto. É essencial implementar uma abordagem combinada que envolva a integração sensorial e a terapia da fala. A eficácia do SIT no tratamento das perturbações sensoriais está bem documentada em alguns casos e estudos com amostras de pequena dimensão. No entanto, a sua validade científica está a ser avaliada .[23]

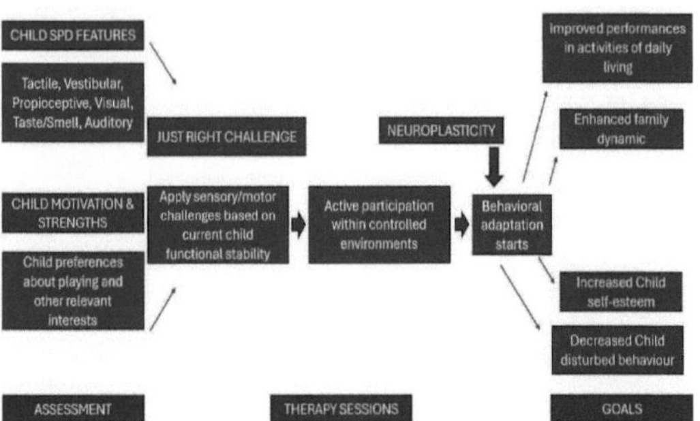

Fig 4: Fundamentos da Terapia de Integração Sensorial de Ayres

4. INTEGRAÇÃO SENSORIAL E ATENÇÃO: EXPLORANDO A INTERSECÇÃO ENTRE A SPD E A ASD EM CRIANÇAS

A integração sensorial é o processo neurológico que organiza as sensações do corpo e do ambiente, permitindo uma utilização eficaz do corpo nesse ambiente. Desenvolve-se de forma mais significativa durante uma resposta adaptativa, que é uma reação intencional e orientada para um objetivo aos estímulos sensoriais. Ayres defende que absorver e processar a informação sensorial do ambiente é fundamental para a aprendizagem. Qualquer deficiência neste processo pode causar dificuldades de adaptação e aprendizagem, o que pode resultar num progresso lento e em problemas de comportamento que podem não ser óbvios para quem não tem formação especializada.[24] As DPS envolvem dificuldades em receber, modular, interpretar e responder à informação sensorial de forma adaptativa. Uma criança com DPS pode interpretar mal a informação sensorial devido a um feedback inadequado, excessivo ou impreciso dos sistemas sensoriais. Este facto pode prejudicar o seu desempenho e o desenvolvimento de competências. Consequentemente, o seu padrão de aprendizagem pode ser desorganizado e ineficaz. Os desafios no processamento da informação sensorial - tanto individualmente como em conjunto - podem ter um impacto significativo no seu desempenho académico e no seu funcionamento geral na escola[24] . A investigação indica que, sem intervenção, as crianças com DPS podem ter dificuldade em satisfazer as exigências e, como resultado, podem não conseguir lidar com elas[25] . Além disso, as provas sugerem que as intervenções de fisioterapia podem ser eficazes para melhorar o desempenho académico das crianças com DPS[26] . O Governo da Índia declarou recentemente que a sua atenção passará da mera expansão da educação para a melhoria da qualidade da aprendizagem[27] . Uma vez que as intervenções de fisioterapia demonstram resultados positivos, o reforço das capacidades de processamento sensorial pode ajudar estas crianças a realizar o seu potencial e a aumentar a sua autoestima e confiança. As PEA afectam uma em cada sessenta e nove crianças com oito anos de idade. [28] Os critérios do DSM-5 para as PEA incluem agora um processamento sensorial deficiente, como uma reatividade excessiva ou uma reatividade abaixo do normal aos estímulos sensoriais. A perturbação do processamento sensorial é outra condição clínica caracterizada por problemas sensoriais, tal como referido por Miller et al em 2007. Embora as crianças com DPS possam também ter diagnósticos adicionais, como a PEA ou a PHDA, a DPS ocorre frequentemente por si só, independentemente de outras psicopatologias infantis reconhecidas[29] . Diz-se que os défices de processamento sensorial afectam aproximadamente uma em cada vinte a uma em cada seis crianças da população geral dos EUA[30] . Um estudo recente realizado na Finlândia indicou que os défices sensoriais afectam quase 8,3% das crianças de 8 anos da população.[31] As crianças que sofrem de SPD ou ASD podem ter dificuldades em processar sensações de diferentes sistemas. Embora estas crianças possam apresentar irregularidades no processamento sensorial, os seus comportamentos sensoriais podem variar significativamente. Vários estudos compararam as caraterísticas do processamento sensorial de crianças com PEA e DPS[32] . Um estudo concluiu que as crianças com PEA apresentavam uma menor excitação fisiológica e reatividade sensorial em comparação com as crianças com DPS. Além disso, o grupo com PEA apresentava maior reatividade a cada estímulo sensorial do que o grupo com PEA[33]. Estudos de neuroimagem revelaram variações nas vias da substância branca entre crianças com PEA e com PEA[34] . Especificamente, a microestrutura anormal da substância branca posterior tem sido associada à disfunção sensorial em crianças com DPS .[35]

A terapia baseada na SIT de Ayres dá ênfase a actividades intencionais que requerem respostas adaptativas e envolvimento ativo da criança[36] . De acordo com Ayres (1972), um processamento sensorial eficiente requer uma atenção ativa. A atenção é definida como a capacidade de se concentrar em estímulos sensoriais específicos, objectos perceptivos, pensamentos ou acções, enquanto outros estímulos ou actividades estão simultaneamente presentes no ambiente[37] . Petersen & Posner identificaram 3 redes de atenção específicas, todas elas associadas a vários processos atencionais: atenção sustentada, atenção selectiva e desvio ou controlo da atenção[38] . Muitos estudos indicam que as crianças com PEA apresentam anomalias em todos os 3 tipos de atenção[39,40] . Para além disso, a deficiência na atenção conjunta ou social é reconhecida como a principal caraterística das PEA[41] . Embora a atenção social possa estar diminuída nas PEA, há também relatos de uma atenção acrescida e de uma exploração invulgar de objectos de interesse específico[42] . Compreender os perfis de processamento sensorial e de atenção nas crianças que sofrem de PEA ou de SPD é essencial para diferenciar estes dois grupos clínicos e orientar as intervenções adequadas.

5. MEDO E ANSIEDADE DENTÁRIOS EM CRIANÇAS COM PROCESSAMENTO SENSORIAL

Perturbação e Perturbação do Espectro do Autismo

O medo dentário refere-se a uma resposta emocional a estímulos específicos encontrados num ambiente dentário, enquanto a ansiedade dentária é um sentimento de apreensão elevado relativamente ao desconforto previsto relacionado com o tratamento dentário. Os médicos podem achar difícil diferenciar o medo dentário da ansiedade dentária na prática clínica, uma vez que ambos podem afetar significativamente o tratamento. Por conseguinte, o medo e a ansiedade dentária são normalmente utilizados para descrever coletivamente os sentimentos negativos acrescidos associados aos procedimentos dentários. O medo e a ansiedade dentários estão generalizados e têm frequentemente origem em experiências vividas no início da vida[43].
Quase 50% das crianças afectadas tendem a adiar ou a evitar o tratamento dentário, o que leva à deterioração da saúde oral e ao agravamento do medo e da ansiedade dentários existentes. [44].
A ocorrência de medo e ansiedade dentária em crianças pequenas apresenta uma variação considerável, oscilando entre 4% e 98%[45] . Vários factores influenciam esta disparidade, incluindo o contexto cultural[46] , a dinâmica familiar, as caraterísticas individuais e as metodologias e ferramentas utilizadas nestes estudos. As principais variáveis relacionadas com a família que afectam o DFA das crianças incluem a ansiedade dos pais[47] , o rendimento familiar[48] , o facto de ter irmãos[49] e o nível de escolaridade da mãe[50] . Além disso, caraterísticas individuais como o temperamento[51] , o género[46] , e a idade também desempenham um papel significativo. Experiências dentárias anteriores[52] e uma história de dor nos dentes[53] também são reconhecidos como factores importantes que influenciam a probabilidade de desenvolver DFA.

Os indivíduos com elevado medo dos dentes, quer sejam crianças ou adultos, podem ser difíceis de tratar. Podem necessitar de mais tempo e apresentar problemas comportamentais, levando a uma experiência stressante e desagradável tanto para o doente como para o profissional de medicina dentária. Os estudos mostram que gerir pacientes com medo dentário é uma fonte significativa de stress para muitos dentistas .[54]

Além disso, as pessoas com ansiedade dentária têm frequentemente uma pior higiene oral devido à sua tendência para evitar os cuidados dentários .[55]

[56]Em contraste com as crianças com desenvolvimento típico (DT), as crianças com PEA apresentam frequentemente níveis elevados de ansiedade e medo dentário. Isto é tipicamente evidente através de comportamentos desafiantes e reacções não cooperantes durante o tratamento dentário[57]

Os cuidados dentários representam uma necessidade de saúde crucial não satisfeita no caso das crianças com necessidades especiais de cuidados de saúde. Entre estas crianças, as que sofrem de perturbações do espetro do autismo enfrentam frequentemente desafios notáveis na adesão aos procedimentos de cuidados dentários[58,59] . Além disso, as crianças com PEA apresentam frequentemente taxas mais elevadas de doenças comórbidas, como a ansiedade[60] .
A PEA também pode levar a respostas atípicas a estímulos sensoriais, incluindo uma maior sensibilidade a sons, toque e luz desconhecidos, o que pode dificultar ainda mais a sua

capacidade de cooperar durante as consultas dentárias.Comportamentos não cooperativos comportamentos e descontrolados corpo movimentos corporais descontrolados - incluindo hiperatividade, impulsividade, raiva, actos de auto-estimulação, auto-mutilação e comportamento perturbador - complicam a administração do tratamento dentário [61.] Este ciclo vicioso começa com a evitação de visitas ao dentista devido ao medo, levando ao agravamento de problemas dentários que necessitam de tratamentos mais intensivos e potencialmente traumáticos. Estes tratamentos podem, por sua vez, intensificar o medo, levando a uma maior evitação e exacerbando o problema.[62] Dadas as consequências negativas do medo dentário para todos os envolvidos, é crucial gerir adequadamente os pacientes com ansiedade dentária. Para alguns pacientes com ansiedade grave, pode ser benéfico receber tratamento psicológico num contexto não dentário antes de abordar as suas necessidades dentárias. Além disso, pode ser útil discutir um encaminhamento para um especialista em medicina dentária com experiência no tratamento de pacientes ansiosos e de crianças com PEA. No entanto, muitas vezes cabe ao dentista responsável pelo tratamento gerir os pacientes ansiosos por si próprio. Felizmente, existem várias técnicas não farmacológicas que podem ser implementadas num ambiente clínico para ajudar os indivíduos com medo a progredir nos seus cuidados dentários. As técnicas devem ter como objetivo "melhorar a comunicação, reduzir o medo e a ansiedade, fornecer cuidados dentários de alta qualidade, promover uma relação de confiança entre o dentista, a criança e os pais, e encorajar uma atitude positiva em relação à saúde oral e aos cuidados dentários"[16] De acordo com a AAPD, as abordagens não farmacológicas recomendadas para as crianças incluem: dizer-mostrar-fazer, controlo da voz, comunicação não-verbal, reforço positivo e distração[16]

6. BARREIRAS AOS CUIDADOS DE SAÚDE ORAL EM CRIANÇAS COM NECESSIDADES ESPECIAIS

Necessidades de cuidados de saúde

Na Índia, 2,1% da população tem uma deficiência e, entre elas, 26,4% são crianças com idades compreendidas entre os 3 e os 19 anos[63] . Estas crianças têm condições físicas, de desenvolvimento, comportamentais ou emocionais crónicas e necessitam de serviços de saúde especializados que excedem os necessários para a população infantil em geral. Numerosos estudos demonstraram que a saúde oral destas crianças é significativamente pior em comparação com a dos seus pares na população em geral. [6465]As visitas regulares ao dentista são cruciais para manter a saúde oral, uma vez que ajudam a reforçar os hábitos preventivos, permitem um diagnóstico precoce e facilitam a gestão dos problemas dentários. As crianças que visitam o dentista regularmente têm mais probabilidades de ter problemas orais detectados precocemente e de receber os cuidados de restauração necessários. Pelo contrário, os cuidados dentários pouco frequentes ou atrasados podem levar a diagnósticos tardios, resultando em doenças orais não tratadas que podem afetar negativamente a saúde geral e a qualidade de vida.

Análises anteriores indicaram que as crianças com necessidades especiais utilizam os serviços dentários com menos frequência do que as crianças da população em geral[64.] Esta situação pode ser atribuída aos inúmeros desafios que as crianças encontram no acesso aos serviços de cuidados dentários. Estudos anteriores identificaram vários factores que influenciam a utilização de serviços de cuidados dentários entre crianças especiais. Estes factores, que influenciam a utilização dos serviços de cuidados de saúde oral tanto direta como indiretamente, incluem a idade, o sexo, a etnia da pessoa, a sua educação, a língua que fala, as necessidades sentidas, a apreensão e os sentimentos de fraqueza. Outros factores incluem também as despesas de tratamento, o transporte, o estado de saúde individual, o local de residência e o comportamento dos profissionais de medicina dentária.[66] Entre estes obstáculos, embora alguns possam ser difíceis de abordar diretamente, o acesso aos serviços de cuidados de saúde continua a ser um indicador fundamental de saúde pública. Para melhorar a acessibilidade, é necessário abordar estes obstáculos. Numerosos estudos demonstraram de forma consistente que as pessoas com deficiência continuam a enfrentar desafios significativos no acesso aos cuidados dentários, apesar dos esforços de regulamentação da lei[67] . Para resolver estes obstáculos, é necessário um conhecimento profundo dos impedimentos aos cuidados dentários. A Federation Dentaire Internationale classifica os obstáculos à procura de serviços dentários em três categorias principais :[67]

(a) factores individuais, como a falta de perceção das necessidades, o nervosismo ou o medo, as limitações financeiras e o acesso restrito.

(b) causas profissionais, incluindo mão de obra inadequada, distribuição geográfica desigual, formação desactualizada e sensibilidade insuficiente às necessidades e atitudes dos doentes

(c) factores societais, como o apoio público inadequado a atitudes de promoção da saúde, instalações de cuidados orais insuficientes, planeamento deficiente da mão de obra no sector da saúde e assistência limitada à investigação.

1. **Dificuldade de acesso a médicos adequados**

Encontrar um dentista que esteja disposto e tenha competências para tratar crianças com necessidades especiais de cuidados de saúde é um desafio na utilização de cuidados dentários. Um estudo efectuado pela Kind observou que 10% dos dentistas nos EUA prestam cuidados dentários a pessoas com necessidades especiais, incluindo as que têm ASD. Além disso, 21% dos pais expressaram insatisfação com o tratamento dentário que os seus filhos receberam, enquanto 88% dos pais foram capazes de prever corretamente o nível de cooperação dos seus filhos durante o tratamento.[68]

A Logrieco realizou um estudo em que os pais de crianças autistas observaram um stress significativo durante as visitas ao dentista, decorrente de preocupações sobre a sua auto-compreensão dos cuidados preventivos e da prontidão do dentista em lidar com as apreensões iminentes da criança, desafios de comunicação, comportamentos hostis, dificuldades em expressar a dor e percepções sensoriais.[69]

No seu estudo qualitativo, Duker organizou grupos de discussão específicos que enfatizaram o desafio de escolher o prestador de cuidados dentários correto. Também identificaram problemas como o desconforto com estímulos sensoriais semelhantes aos dos ambientes dentários convencionais, a necessidade de restrições físicas, incluindo os efeitos deletérios que estes factores criaram nas crianças autistas.[70]

Alshatrat et al., no seu estudo de caso-controlo, salientaram que os pais identificaram a falta de conhecimentos, a insuficiência de pessoal especializado e as instalações inadequadas como barreiras no acesso ao tratamento dentário para pessoas com deficiência.[71]

Muitos médicos não têm a formação e a preparação necessárias para tratar com proficiência e destreza os doentes com necessidades especiais, o que constitui um obstáculo significativo à prestação de cuidados. Consequentemente, é muitas vezes difícil encontrar um profissional bem formado e compassivo que compreenda as necessidades específicas destes pacientes. Estas dificuldades limitam assim o acesso a opções de tratamento dentário adequadas para estas crianças.

2. Experiências dentárias **passadas negativas de indivíduos autistas, pais e** prestadores de **cuidados** Experiências dentárias negativas anteriores e a falta de ênfase na saúde oral por parte dos pais ou prestadores de cuidados também actuam como barreiras que podem dificultar o acesso das crianças com necessidades especiais de cuidados de saúde aos cuidados de saúde oral. Num inquérito a 64 indivíduos autistas com idades compreendidas entre os 5 e os 35 anos, realizado por Dave e colegas, verificou-se que dezoito por cento dos pais e prestadores de cuidados ignoravam a forma como a higiene oral afecta o bem-estar geral.[72]

Num estudo realizado por Kind sobre crianças autistas holandesas, observou-se que as crianças cujos pais têm consultas dentárias inconsistentes também tendem a ter consultas dentárias irregulares.[68]

É necessária uma investigação mais aprofundada para criar programas educativos para dentistas em geral, de modo a melhorar o tratamento dos doentes autistas. Estes programas devem centrar-se no desenvolvimento de competências e conhecimentos dos clínicos na prestação de cuidados orais especificamente para indivíduos autistas. Esta abordagem tem como objetivo melhorar a experiência global do tratamento dentário, abordar experiências negativas passadas para os pacientes, pais e prestadores de cuidados, e reduzir a lacuna de cuidados dentários não satisfeitos.

3. **A opinião dos pais sobre a forma como a perturbação do espetro do autismo afecta o acesso aos cuidados de saúde oral**

Os temas acima descritos sobrepõem-se devido aos determinantes interligados sentidos tanto pelos destinatários dos cuidados como pelos prestadores. Um importante fator decisivo para o acesso aos cuidados de saúde oral das crianças com necessidades especiais é também a perceção dos pais em relação aos mesmos.

Alguns pais e prestadores de cuidados expressaram sentir-se desconcertados e/ou desgostosos com os maneirismos e a falta de cooperação causados pelos seus filhos , .[7173]

Os encarregados de educação também têm vários problemas, incluindo a falta de pessoal dentário especializado, infra-estruturas subdesenvolvidas, formação insuficiente para os dentistas, longas listas de espera, dificuldades de acesso a centros de cuidados orais e parques de estacionamento, barreiras monetárias e falta de cobertura de indemnização para os custos do tratamento[71] . Os prestadores de cuidados são frequentemente dominados pelas diferentes necessidades e comportamentos perturbadores dos seus filhos e têm dificuldade em concentrar-se nas tarefas de higiene oral doméstica, como escovar os dentes, e têm um entusiasmo limitado pela manutenção da saúde oral e por exames dentários consistentes.[73]Para os prestadores de cuidados, a gestão de uma criança autista pode levar a sentimentos de fatalismo e medo, fazendo com que a saúde oral se torne uma prioridade menor no meio dos enormes desafios médicos e comportamentais que enfrentam[74] Um estudo conduzido por Hammersmith incluiu um RCT multi-site e descobriu que quarenta e seis por cento dos pais de crianças autistas prevêem que estas venham a desenvolver cáries dentárias. O estudo identificou uma atitude fatalista em relação à saúde oral com um aumento da taxa de problemas dentários não resolvidos neste grupo. Recomenda mais investigação para abordar estas disparidades, reduzir a prevalência de doenças dentárias e sensibilizar os pais e os prestadores de cuidados para a importância de uma boa higiene oral.[74]

4. **Preconceito do clínico**

Os pais e os seus filhos com PEA são frequentemente estigmatizados nos serviços de saúde devido a uma série de factores. Como e os seus colegas realizaram um estudo que examinou as expressões utilizadas pelos dentistas quando prestavam tratamento a indivíduos autistas e que revelou preconceitos inerentes entre os profissionais de saúde. Foram identificados 3 temas-chave que demonstram este preconceito: a hostilidade dissimulada da equipa dentária, a marginalização dos indivíduos com necessidades especiais e os preconceitos dos médicos. Além disso, o estudo observou que a falta de vontade da equipa dentária para se adaptar às necessidades especiais estava ligada a uma maior empatia para com a criança autista e à perceção da incapacidade dos pais para defenderem com sucesso a autoridade dos profissionais de saúde. O estudo sublinhou ainda a necessidade de as equipas de medicina dentária serem flexíveis, assegurando que os prestadores de cuidados confiam no médico e possuem uma abordagem clara do tratamento, incluindo um protocolo de encaminhamento para especialistas em medicina dentária, se necessário.[75]

5. Falta de formação e de competências dos clínicos

Em vários estudos, os médicos dentistas indicaram que a educação, a sensibilização e a formação insuficientes constituíam obstáculos significativos à prestação de cuidados. Os dentistas americanos notaram que a sua formação na gestão de crianças especiais é mínima e reconhecem a necessidade de formação adicional para lidar com indivíduos autistas. Os dentistas generalistas deparam-se frequentemente com pacientes autistas, mas podem não ter as competências e os conhecimentos necessários para prestar cuidados preventivos adequados, o que implica lidar com comportamentos perturbadores. É crucial que os dentistas se mantenham calmos e apaixonados, independentemente dos maneirismos do indivíduo. Num estudo realizado no Reino Unido, Thomas e a sua equipa entrevistaram prestadores de cuidados de crianças autistas com idades compreendidas entre os quatro e os treze anos e identificaram vários temas-chave a partir dos dados. Estes incluíam a rigidez dos dentistas e do ambiente típico, a convicção insuficiente dos pais para defenderem as necessidades específicas dos seus filhos e sessões de acompanhamento inadequadas após o exame, com uma via de encaminhamento indistinta para cuidados dentários especializados.[76] A remodelação do ambiente para satisfazer as necessidades de cada um pode implicar a modificação do ambiente físico, bem como o ajustamento da forma de comunicação dos especialistas em medicina dentária. Deve ser dado tempo suficiente para explicar o plano de tratamento à criança e ao prestador de cuidados numa atmosfera acolhedora e sensorialmente consciente. A formação de toda a equipa, e não apenas do dentista, pode melhorar os resultados em termos de higiene oral e ultrapassar esta barreira. A construção de uma boa relação entre o paciente, o prestador de cuidados e a equipa de cuidados de saúde pode facilitar uma estrutura de gestão coerente e padronizada, ajudando a diminuir a carga da doença e as preocupações dentárias não abordadas nesta população.[76,77]

6. Custo do tratamento

Em 2016, Bhaskar et al[78] investigaram o perfil de saúde oral de crianças com capacidades diferentes. A investigação concluiu que estas crianças correm um maior risco de problemas dentários em comparação com os seus pares. Uma das principais barreiras aos cuidados dentários identificadas neste estudo foi o elevado custo do tratamento, que afectou 68,6% dos participantes. Num estudo realizado por Lai et al em 2012, foram enviadas por correio perguntas de inquérito testadas por piloto a uma amostra de mil e quinhentas famílias do Registo de Autismo da Carolina do Norte. Os principais preditores de preocupações dentárias não abordadas foram o maneirismo da criança, a condição oral da criança e a visita anterior do cuidador ao dentista há mais de seis meses. O tipo de ASD não influenciou a presença de necessidades dentárias não satisfeitas.[79]

7. AMBIENTE DENTÁRIO ADAPTADO AOS SENTIDOS

A deficiência é definida como "qualquer perda temporária ou permanente da estrutura e função do corpo; por sua vez, a incapacidade é definida como a falta de capacidade para realizar uma atividade normal devido, geralmente, a uma deficiência"[80] . Além disso, as crianças especiais são aquelas que têm deficiências ou condições que impedem a sua capacidade de realizar tarefas diárias de autocuidado ou de se envolver plenamente com os seus pares[81] . A Associação Nacional de Estudantes com Deficiência categoriza estes requisitos especiais em vários tipos: deficiências físicas, de aprendizagem, mentais, auditivas, visuais e neurológicas[82] . Estas crianças são mais propensas a doenças orais porque as suas condições limitam frequentemente a sua capacidade de manter uma boa saúde oral. São particularmente susceptíveis a cáries e doenças relacionadas com as gengivas, que podem causar dor nos dentes e levar à perda prematura de dentes, afectando negativamente o seu bem-estar geral[83] . Estudos demonstraram que estas crianças têm frequentemente uma higiene oral deficiente, indicando cuidados diários inadequados[83] . Este desafio deve-se, em grande parte, a dificuldades na destreza manual e nas capacidades intelectuais, o que pode dificultar a prática de rotinas de higiene oral eficazes, como escovar os dentes[84] . São recomendadas várias abordagens não farmacológicas para ajudar a diminuir os comportamentos perturbadores e melhorar os cuidados orais em crianças especiais. Um desses métodos está a ganhar cada vez mais atenção, sendo referido como estimulação multissensorial. Embora a investigação anterior sobre as terapias multissensoriais se tenha centrado principalmente nos adultos, os resultados têm sido inconsistentes. Enquanto alguns estudos que envolveram adultos com deficiências de desenvolvimento concluíram que a terapia multissensorial afectou positivamente os estados mentais, outros não relataram qualquer melhoria nos comportamentos negativos. Em contrapartida, a investigação que envolveu crianças sugere que o tratamento num ambiente multissensorial pode promover respostas positivas, sensações de calma e redução da inquietação e da ansiedade. Foi criado um ambiente dentário adaptado aos sentidos (SADE), inspirado no ambiente Snoezelen, para diminuir potencialmente a ansiedade dentária e proporcionar um efeito relaxante nas clínicas dentárias para crianças. O ambiente dentário adaptado aos sentidos tem sido objeto de investigação extensiva em indivíduos com deficiências de desenvolvimento (DD). **Historial**

O ambiente de estimulação multissensorial, muitas vezes referido como -Snoezelen room,‖ é recomendado como uma terapia eficiente para indivíduos com deficiências na aprendizagem[85] . Criada no início da década de 1970 por dois terapeutas de uma instituição de deficientes de desenvolvimento, a sala Snoezelen combina vários elementos sensoriais para criar um espaço agradável e relaxante[86] . O termo -Snoezelen‖ deriva de duas palavras holandesas: -snuffelen,‖ que significa explorar ou detetar o ambiente de que se faz parte, & -doezelen,‖ que significa cochilar ou desestressar[87] . Esta terapia multissensorial é tipicamente caracterizada por uma sala bem iluminada, enriquecida com sons calmantes, vibrações, aromas e experiências tácteis. Apesar do elevado custo de instalação de uma sala de Snoezelen, os seus benefícios na terapia multissensorial realçam o seu valor em comparação com outros tratamentos não farmacológicos. A terapia multissensorial Snoezelen consiste numa sala cuidadosamente concebida que envolve todos os sentidos através de uma combinação de iluminação calmante, sons cativantes, vibrações e aromas agradáveis, juntamente com experiências tácteis[88] . A configuração física inclui uma sala pouco iluminada com uma iluminação única, sons calmantes, vibrações e fragrâncias. Estudos sobre este ambiente específico indicam que pode reduzir a dor, facilitar melhorias comportamentais e estabilizar o ritmo cardíaco[89] . Acredita-se que esta abordagem multissensorial e centrada no cliente melhora a qualidade de vida de várias populações que sofrem de ansiedade, incluindo indivíduos com deficiências de desenvolvimento.

Dificuldades no processamento sensorial e a necessidade de SADE

Desde a década de 1990, a prevalência das deficiências de desenvolvimento tem aumentado significativamente. Os Centros de Controlo e Prevenção de Doenças (CDC) registaram um aumento de 17,1% no número de crianças com DD de 1997 a 2008. Estimativas recentes indicam que aproximadamente uma em cada seis crianças nos Estados Unidos, ou seja, cerca de quinze por cento das crianças entre os três e os dezassete anos de idade, sofre de uma ou várias deficiências de desenvolvimento[90] . As deficiências de desenvolvimento abrangem uma série de problemas persistentes resultantes de desafios neurocognitivos ou de limitações funcionais. Estas crianças enfrentam vários problemas, incluindo dificuldades de comunicação, de locomoção, de aquisição de conhecimentos, de competências de autoajuda e de vida autónoma. Dentro da vasta gama de deficiências, as pessoas com deficiências de desenvolvimento podem sofrer de deficiência intelectual, perturbações da comunicação, perturbação do espetro do autismo, perturbação de défice de atenção/hiperatividade, perturbações específicas associadas à aprendizagem, perturbações motoras e várias perturbações neurocognitivas[56] . Investigações anteriores demonstraram que os indivíduos com deficiências de desenvolvimento têm uma taxa mais elevada de necessidades de saúde oral não satisfeitas em comparação com a população em geral[83,84] . Além disso, o ambiente dentário apresenta vários desafios para os pacientes com perturbações do espetro do autismo. Envolve frequentemente um ambiente sensorialmente estimulante, potencialmente desconfortável e uma sensação de impotência num ambiente desconhecido.

Um paciente com problemas sensoriais pode apresentar vários comportamentos enquanto está numa clínica dentária, relacionados com experiências sensoriais, tais como

- **Reação ao toque**: Um doente pode reagir de forma exagerada ao contacto inesperado com a pele, especialmente por via intra-oral e na face. Podem mostrar uma sensibilidade acrescida à profilaxia dentária e uma forte aversão à consistência e à aspereza da pasta de polimento. Podem ocorrer reacções inesperadas a equipamentos dentários, filmes de raios X, sensores ou mãos

coberto por luvas intra-oralmente. O doente pode também engasgar-se várias vezes ou excessivamente91 .

- **Reação ao movimento**: Os níveis máximos de medo podem ocorrer ao reclinar a cadeira dentária, as acções que se seguem são tentar agarrar os braços da cadeira com força, querer agarrar-se ao assistente ou ao prestador de cuidados, ou tentar levantar-se ou girar .[91]
- **Reação a estímulos visuais**: Os doentes com perturbações do desenvolvimento podem ter dificuldade em lidar com luzes brilhantes. Podem sentir-se ansiosos quando o dentista ou o assistente usam uma máscara, uma vez que esta enfatiza a sua visão e esconde a cavidade

oral, uma área em que muitas crianças com PEA se concentram durante as interações, evitando frequentemente olhar diretamente para os olhos .[91]
- **Reação a sons**: As reacções ao medo podem ser desencadeadas por ruídos de instrumentos dentários, especialmente a sucção, peças de mão de alta velocidade, etc. Os ruídos repentinos no consultório, como intercomunicadores, alarmes, bips, ou mesmo os sons de outras pessoas a falar ou a rir no consultório dentário também podem provocar reacções aversivas .[91]
- **Reação ao cheiro e ao sabor**: O doente pode ser sensível ao cheiro ou sabor dos materiais das luvas e pode não querer que a pasta seja utilizada devido ao seu odor ou sabor. A reação excessiva a fragrâncias ou sabonetes de banho utilizados pelo pessoal dentário ou por outros doentes também é comum .[91]

Assim, para ultrapassar estas reacções indesejadas e diminuir o nível de ansiedade destas crianças, o SADE foi concebido através do ajuste de estímulos visuais, auditivos, tácteis e somatossensoriais. Em 2021, foi introduzida a utilização de uma orientação comportamental mais sofisticada através do ambiente dentário sensorialmente adaptado (SADE)[92] . Esta abordagem visa integrar e organizar a informação sensorial numa representação mental unificada do ambiente, um processo conhecido como coordenação sensorial. O objetivo do ambiente sensorial alterado é proteger os indivíduos de estímulos esmagadores, reduzindo a intensidade de estímulos visuais, auditivos e tácteis perturbadores, promovendo assim respostas calmantes.

Diferença entre o SADE e o RDE (ambiente dentário normal)

Aspect	Sensory Adapted Dental Environment (SADE)	Regular Dental Environment (RDE)
Visual Aspect	- Removes direct overhead fluorescent lighting.	- Uses direct fluorescent lighting.
	- Implements dimmed, upward-reflective fluorescent lighting.	- Often features bright, direct fluorescent lighting.
	- Uses a "solar projector" for slow-moving, repetitive visual effects.	- No additional visual effects are used.
	- Employs head-mounted LED lamps with narrow spectrum light-emitting diodes.	- Standard overhead dental lamps.
	- Camouflages instrument handles with toy covers.	- Instrument handles are usually visible and not camouflaged.
Auditory Aspect	- Plays soft background music to mask loud dental equipment noises.	- Dental equipment can be very noisy (e.g., drills at up to 100dB).
	- Uses "white noise" machines to mask surrounding sounds.	- No noise-masking devices are typically used.
	- Minimizes external noise and conversations around the child.	- External noise and conversations are not controlled.
Tactile Stimulus	- Uses a comforting, butterfly-shaped immobilization wrap with a smiling face.	- No specialized tactile equipment is used.
	- Wrap is soft, flexible, and provides a sense of security with deep pressure.	- Traditional restraints may be used if needed.
Taste & Smell	- Uses gloves and paste that minimize unpleasant smells and tastes.	- Standard gloves and dental paste may have strong smells or tastes.
	- Ensures staff avoid strong perfumes and uses unscented soaps and air fresheners.	- Staff may use strongly scented personal care products.
Advantages of SADE	- Provides cushioning and protection, creating a more comfortable experience.	- No specific cushioning or protection provided.
	- Enhances relaxation and behavior during treatment.	- May not specifically address comfort or relaxation.
	- Serves as an alternative to pharmacological sedation for children with developmental challenges.	- Pharmacological sedation may be used if necessary.
	- Equipment is relatively low-cost, portable, and easy to set up and remove.	- Traditional dental equipment and setups may be more expensive.

Vantagens do SADE em relação ao RDE

- Proporciona amortecimento e proteção à criança.
- Dá ênfase a estímulos positivos para criar uma experiência mais confortável.
- Ajuda a relaxar a criança durante o tratamento e melhora o seu comportamento.
- Para crianças com dificuldades de desenvolvimento, pode servir como alternativa aos métodos farmacológicos de sedação.
- As despesas com o equipamento do SADE são relativamente baixas.

- As ferramentas são portáteis e fáceis de montar e desmontar.

8. COMPONENTES DO AMBIENTE DENTÁRIO SENSORIALMENTE ADAPTADO

8.1Modificação da luz e da cor para estímulos visuais

As crianças que sofrem de perturbações do espetro do autismo apresentam frequentemente um comportamento não cooperante e perturbador durante o tratamento na clínica dentária, o que pode dificultar o acesso aos cuidados orais.[93] A maioria das crianças com perturbações do espetro do autismo apresenta desafios como a hiperatividade, a diminuição da atenção, o comportamento impulsivo e a agressividade. Estes comportamentos podem influenciar o facto de o tratamento dentário poder ser efectuado em ambiente operatório ou de serem necessários métodos de gestão comportamental mais sofisticados para concluir o tratamento. Nomeadamente, técnicas avançadas, como a anestesia geral, têm sido utilizadas em até 37% dos pacientes com PEA .[94]
Mais de 80% dos indivíduos que sofrem de autismo têm dificuldades de modulação sensorial, que estão frequentemente associadas a uma maior sensibilidade aos estímulos sensoriais e à dor[95] . Num ambiente dentário típico, estímulos como luzes brilhantes, contacto oral e o sabor e odor dos materiais dentários podem levar a perturbações sensoriais significativas em pacientes com PEA, potencialmente intensificando as suas experiências de dor durante o tratamento. A AAPD fornece recomendações sobre a gestão do comportamento para ajudar os profissionais de saúde, os prestadores de cuidados e outros a prever e monitorizar o comportamento da criança durante o tratamento dentário[16] . No entanto, muitas técnicas fundamentais de gestão do comportamento baseiam-se fortemente na comunicação eficaz e na orientação verbal, o que leva a dificuldades de linguagem e comunicação nas crianças com autismo. Consequentemente, são necessários outros métodos para gerir o comportamento destes pacientes, permitindo um tratamento dentário eficaz no consultório sem recorrer a estratégias comportamentais mais elevadas, como a AG. A terapia com luz tem sido utilizada para tratar várias condições médicas, tais como a depressão[96] e distúrbios do sono[97] , tanto em crianças como em adultos. Especificamente, a exposição à luz verde tem demonstrado benefícios no alívio da dor e no bem-estar de indivíduos que sofrem de fibromialgia[98] e ataques recorrentes de enxaqueca[99] . Além disso, verificou-se que a exposição à luz verde diminui eficazmente a ansiedade e a dor durante a canulação intravenosa para fins dentários em pacientes idosos .[100]
A psicologia da cor envolve a gama de resultados e associações emocionais, mentais e comportamentais ligados a determinadas cores. Kopacz et al.[101] sugerem que os efeitos biológicos das respostas às cores podem ser uma ajuda útil na gestão da saúde. De acordo com Logan-Clarke e Appleby[102] , a terapia da cor, ou cromoterapia, pode ser empregue como uma abordagem terapêutica completa, não invasiva e eficaz". A cor azul promove sentimentos de relaxamento e serenidade, e é frequentemente associada à tranquilidade, paz, segurança e ordem. No entanto, também pode evocar uma sensação de tristeza ou desânimo. Embora o azul seja calmo e curativo, é considerado inferior ao índigo. A cor verde, por outro lado, é calmante, relaxante e edificante, e acredita-se que ajuda na cura e no alívio do stress. Sendo a cor da harmonia e do equilíbrio, o verde pode elevar as pessoas sob stress.
Num estudo-piloto realizado por **Shapiro et al. em 2007**[103] , foi removida toda a iluminação

fluorescente direta, incluindo a luz normal do teto dentário. A configuração de iluminação única apresentava luzes fluorescentes reguladas, reflectoras para cima, que funcionavam a trinta mil a quarenta mil Hz. Além disso, foram produzidos efeitos visuais de cor em movimento lento, utilizando um

_Solar Projetor', que projectava uma rede esbranquiçada na trajetória visual da criança. O assistente dentário utilizou uma lâmpada de díodo de espetro estreito montada na cabeça para iluminar a cavidade oral do paciente. Este estudo explorou uma nova abordagem terapêutica adaptada ao ambiente dentário, baseada no ambiente multissensorial de Snoezelen. O estudo demonstrou repetidamente, através de medidas comportamentais e fisiológicas, que o SADE teve um impacto significativamente positivo nas crianças. Para além disso, 80% destas crianças indicaram uma preferência pelo SADE.

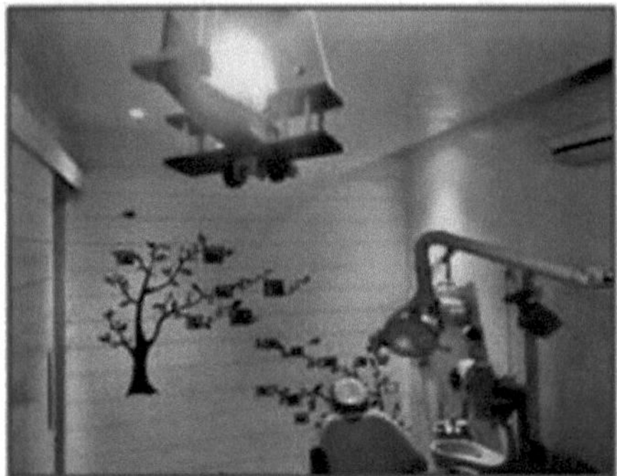

Figura 5: Modelo de Shapiro de ambiente sensorialmente adaptado com luzes calmantes no bloco operatório

Cermak et al. em 2015[77] conceberam um estudo piloto em que os participantes eram vinte e duas crianças com PEA e vinte e duas crianças com desenvolvimento típico, com idades compreendidas entre os seis e os doze anos. Para preparar as visitas ao dentista, foi fornecida uma história social aos pais para lerem aos seus filhos cerca de 1-2 semanas antes de cada consulta. A história tinha como objetivo ajudar as crianças a habituarem-se à colocação de eléctrodos nos seus dedos durante a profilaxia oral e a familiarizarem-se com as adaptações sensoriais. Incluía descrições do procedimento de tratamento, incluindo a utilização de eléctrodos. No ambiente de controlo, a destartarização foi realizada de forma típica numa câmara dentária privada de pequenas dimensões. Na condição experimental, foram utilizados a mesma câmara e os mesmos dentistas, mas as alterações do SADE foram implementadas para alterar a ingestão sensorial da criança. Para a configuração visual, foram instaladas cortinas que escurecem uma sala nas janelas e toda a iluminação direta do teto foi desligada. Um único candeeiro foi colocado num canto da sala, projectando luz sobre a cortina para a gravação da câmara. Efeitos de movimento lento (Snoezelen) foram projectados no teto dentro da trajetória visual da criança, com peixes a nadar ou outros como bolhas, de acordo com a vontade da criança. O dentista utilizou uma luz de cabeça projectada na cavidade oral da criança, minimizando o reflexo das luzes diretamente nos olhos da criança. Os resultados mostraram uma redução da ansiedade fisiológica em ambos os grupos e níveis mais baixos de dor e desprazer sensorial na condição SADE, quando comparados com o ambiente

convencional, indicando que o SADE teve um efeito benéfico.
Um estudo realizado por **Kim et al. em 2018**[104] utilizou um design cruzado em que cada participante foi aleatoriamente atribuído a um ambiente dentário normal ou a um ambiente sensorial integrado para o seu exame inicial ou de recordação (Fase I). Eles foram então agendados para retornar para uma visita de recordação após três meses (Fase II) conduzida no ambiente alternativo. Este estudo incluiu 22 crianças com idades compreendidas entre os 6 e os 21 anos que tinham sido diagnosticadas com várias doenças, tais como a síndrome de Downs, ASD, atraso no desenvolvimento e paralisia cerebral. O SADE foi desenvolvido através da alteração dos estímulos sensoriais encontrados num ambiente dentário convencional. Para a modificação sensorial visual, as únicas luzes utilizadas numa sala silenciosa (uma única sala com uma porta e uma janela) foram um projetor solar e a luz de cima do profissional. A RDE utilizou iluminação fluorescente (luzes do teto e do teto) sem quaisquer efeitos visuais. Tanto a SADE como a RDE tiveram lugar na mesma sala privada. 54% dos participantes concordaram que o SADE reduziu a ansiedade dos seus filhos durante os exames de rotina e a limpeza, enquanto outros concordaram fortemente que prefeririam o ambiente multissensorial integrado para a próxima visita dos seus filhos.
Um estudo efectuado por **Cynthia Potter et al. em 2018**[105] teve como participantes 44 adultos com deficiências intelectuais e de desenvolvimento. Os dados foram recolhidos durante duas consultas dentárias regulares com um intervalo de seis meses. O conjunto de dados inicial foi recolhido durante o tratamento efectuado no ambiente convencional. O segundo conjunto de dados foi recolhido no ambiente multissensorial. Para a estimulação visual, foi utilizado um projetor solar da Southpaw para projetar efeitos de cor e movimento lentos na parede. No SADE, foi utilizada uma lâmpada montada na cabeça sem iluminação fluorescente, em vez de uma lâmpada de exame portátil normal com iluminação fluorescente utilizada num RDE. O estudo mostrou que a abordagem foi eficaz para ajudar os adultos com DDI a relaxar e a reduzir a ansiedade e a agitação durante os cuidados dentários de rotina, tal como indicado pelas observações comportamentais e pelas medidas fisiológicas. Os resultados sugerem que os comportamentos de agitação ocorreram com menos frequência na condição SADE.
Fallea et al realizaram um estudo em **2022**[106] onde a amostra incluía 50 crianças diagnosticadas com ASD. Todos os participantes foram tratados em dois ambientes dentários distintos: um ambiente dentário normal e um ambiente dentário sensorialmente adaptado. Na primeira fase, os participantes foram levados ao RDE para tentar o tratamento de um dente permanente cariado. Na fase seguinte, o paciente foi transferido para um ambiente multissensorial, com pouca iluminação. Os resultados deste estudo sublinham que um ambiente adaptado tem um impacto positivo nos tratamentos dentários terapêuticos para pacientes com PEA. Nomeadamente, a utilização de um SADE melhora significativamente o sucesso do tratamento das cáries nestas crianças.
Kittur S et al. em 2022[107] realizaram um ensaio clínico aleatório in vivo que envolveu 24 crianças com idades compreendidas entre os 8 e os 13 anos com deficiência intelectual ligeira como população-alvo sujeita a profilaxia oral. O grupo de controlo era constituído por 12 crianças que receberam profilaxia oral num ambiente dentário regular (RDE). O grupo experimental incluiu 12 crianças que foram tratadas no SADE. O candeeiro normal do dentista foi desligado e foram projectados efeitos visuais de cor em movimento lento no teto,

dentro do campo de visão da criança. A lâmpada montada na cabeça foi utilizada para focar a luz diretamente na boca da criança. Além disso, para minimizar a ansiedade durante o procedimento, a entrada visual dos instrumentos de destartarização foi ocultada, camuflando-os com brinquedos coloridos e adequados para crianças, ocultando-os assim da vista da criança. Os resultados foram semelhantes aos de Shapiro, que referiu que os níveis de ansiedade eram menores no SADE em comparação com a condição de controlo. Além disso, os resultados estão de acordo com o estudo de Cermak et al., que concluiu que as crianças estavam mais descontraídas e cooperantes durante os procedimentos dentários no SADE do que no grupo de controlo. O ambiente dentário sensorialmente adaptado demonstrou ser um método bem sucedido, não invasivo e económico para promover o relaxamento e reduzir a ansiedade e a agitação em crianças com deficiências intelectuais. Esta abordagem torna a experiência de cuidados dentários menos traumática, diminuindo potencialmente a necessidade de anestesia geral e sedação.

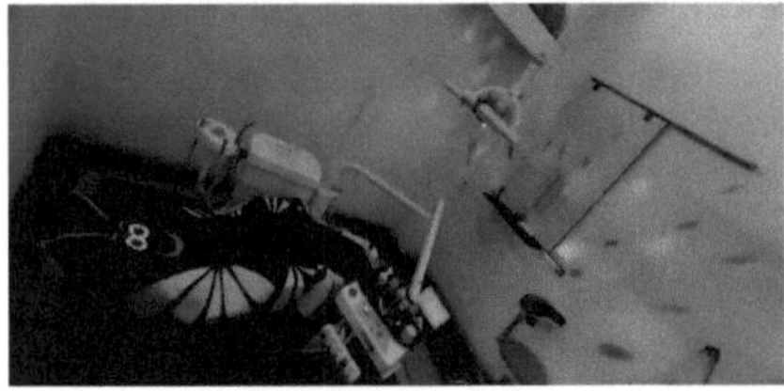

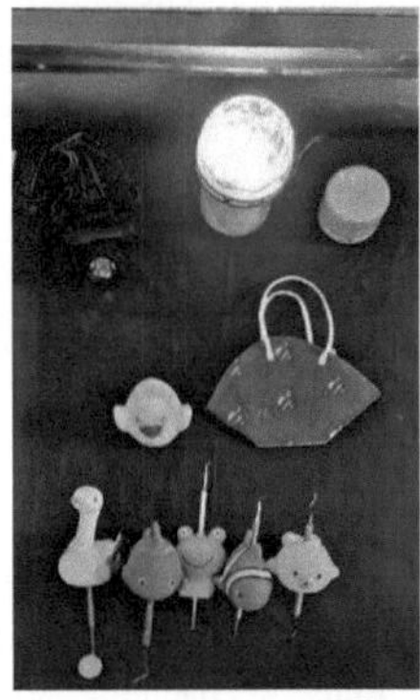

Figura 6: Modelo de Kittur et al. que mostra um ambiente multissensorial com luzes coloridas e instrumentos camuflados

Duker et al. em 2023[108] utilizaram 220 crianças autistas com idades compreendidas entre os 6 e os 12 anos num ensaio cruzado aleatório em que cada criança foi submetida a uma limpeza em ambiente normal e outra em ambiente sensorialmente adaptado, administradas numa ordem equilibrada aproximadamente após seis meses. Cerca de uma a duas semanas antes de cada consulta dentária, os participantes receberam uma história social personalizada, adaptada a factores como o sexo da criança, a linguagem e as especificidades da consulta

dentária. Um farol colocado nos óculos iluminava a boca da criança sem incidir diretamente nos seus olhos. Além disso, imagens em movimento lento, escolhidas pela criança ou pelos pais, eram projectadas no teto, dentro da linha de visão da criança. Este estudo concluiu que o tratamento dentário realizado no ambiente sensorial resultou numa ativação simpática significativamente menor, em comparação com os tratamentos realizados no ambiente normal durante toda a consulta dentária. Isto indica que as crianças estavam mais relaxadas e sentiam menos ansiedade fisiológica durante o tratamento no ambiente SADE. Num estudo realizado por **Caroline M. Sawicki et al. (2024)**[109] , o objetivo foi avaliar o impacto da exposição à luz verde na dor e na ansiedade em pacientes pediátricos com perturbação do espetro do autismo durante a profilaxia oral. Cada participante foi submetido a duas sessões de profilaxia oral, com um intervalo de 3 meses - uma num ambiente típico de luz branca e outra num ambiente de luz verde. Os resultados mostraram uma diminuição do comportamento não cooperativo durante a exposição à luz verde. No entanto, não se registaram diferenças significativas na variabilidade da frequência cardíaca, na alfa-amilase salivar ou no cortisol salivar entre as duas condições. Além disso, a exposição à luz verde não afectou significativamente a intensidade da dor ou a ansiedade comportamental.
Ayesha Fathima et al. em 2024[110] efectuaram um estudo piloto com braços paralelos que envolveu 148 crianças com desenvolvimento típico, divididas em 2 grupos com base no tipo de ambiente em que recebiam tratamento dentário. Os ajustes visuais foram conseguidos utilizando autocolantes que apresentavam um céu sereno com lua e estrelas. Os resultados mostraram que, antes do procedimento, 43,2% dos participantes nos grupos SADE e RDE apresentavam um comportamento negativo, enquanto 56,8% mostravam uma atitude dentária positiva. Após o tratamento, o comportamento no grupo de estudo mudou para trinta e nove por cento positivo e sessenta por cento como definitivamente positivo. Além disso, o grupo SADE registou uma diminuição notável da frequência cardíaca em comparação com o outro grupo após o procedimento dentário.

8.2 Musicoterapia para estímulos auditivos

Gerir eficazmente o comportamento e a ansiedade é crucial para assegurar que uma criança se torna um paciente dentário cooperante, o que é essencial para um tratamento bem sucedido. Embora as técnicas tradicionais de gestão do comportamento possam ser eficazes, existe uma mudança de atitude entre os pais e alguns profissionais de medicina dentária relativamente a estes métodos.
A musicoterapia é uma técnica não invasiva em que os pacientes ouvem melodias ou histórias enquanto são submetidos a procedimentos. Embora tenha provado a sua eficácia em contextos de cuidados de saúde[111] e com pacientes geriátricos[112] , existem atualmente provas limitadas que sustentam a sua eficácia em contextos dentários pediátricos.
Vários estudos exploraram a utilização da distração áudio como uma ferramenta suplementar, juntamente com a administração de anestesia local e outras estratégias de orientação comportamental[113,114] . Corah e os seus colegas descobriram que os doentes geriátricos sentiam menos dor e ansiedade com a distração por vídeo, mas não com música .[115]
Existe uma crença comum de que a música pode reduzir a dor e o nervosismo em doentes

pediátricos, embora não existam provas concretas de estudos controlados. Em comparação com o outro grupo, verifica-se uma redução significativa da dor e do stress nos participantes que foram expostos à música antes ou durante a administração de uma medicação pré-operatória. [116]

Num estudo efectuado por **Marwah et al** em **2005**[117] , foram incluídas quarenta crianças com idades compreendidas entre os 4 e os 8 anos, sem antecedentes de qualquer deficiência física ou mental, comorbilidade, etc. As crianças foram distribuídas aleatoriamente por dois grupos principais: o grupo de controlo (Grupo A) e o grupo da música. O grupo da música foi ainda dividido em dois subgrupos: o grupo da música instrumental (Grupo B) e o grupo da música de canções infantis (Grupo C). O tipo de música baseou-se nas preferências dos doentes. Durante todas as visitas de tratamento, os doentes do grupo da música ouviram o áudio escolhido através de auscultadores durante todo o procedimento. Os resultados mostraram que a técnica de distração áudio reduziu os níveis de ansiedade dos doentes pediátricos, embora o efeito não tenha sido muito significativo. Verificaram também que a música instrumental era a escolha preferida e, embora a música não aliviasse a dor, os doentes responderam muito positivamente à música e expressaram um forte desejo de continuar a ouvi-la em consultas futuras.

Num estudo piloto realizado por **Shapiro et al. em 2007**[103] , uma amostra de 16 crianças diagnosticadas com deficiência intelectual foi distribuída aleatoriamente por dois grupos. O Grupo I foi submetido a tratamento no SADE para a fase I e foi tratado num ambiente dentário normal na visita de recordação, ou seja, na fase II. Neste estudo cruzado, o consultório dentário foi modificado e, como estímulo auditivo, foi reproduzida música rítmica através de altifalantes a um nível de 75 dB. Adicionalmente, foi colocado um vibrador de baixo na cadeira para proporcionar estimulação somatossensorial. As observações do presente estudo indicaram que os níveis mais elevados de ansiedade e a menor resistência da pele estavam associados ao aumento do ruído da peça de mão dentária, ao passo que estes mesmos estímulos eram significativamente menores nas condições SADE.

Singh et al. em **2014**[118] realizaram um estudo para compreender os benefícios da distração áudio em crianças que estavam nervosas e apreensivas antes do tratamento dentário. 60 crianças foram designadas e igualmente divididas em dois grupos. O grupo A era o grupo de controlo e o grupo B era o grupo da música. Ambos os grupos foram submetidos a extracções cirúrgicas. O tipo de música que as crianças ouviram foi deixado ao seu critério. As crianças do grupo da música receberam apresentações áudio para ouvir ao longo do tratamento. Os resultados mostraram que a distração áudio reduziu significativamente a ansiedade dos pacientes pediátricos. Além disso, os pacientes responderam de forma muito positiva às apresentações musicais e expressaram um forte desejo de continuar a ouvi-las em futuras consultas.

Cermak et al. em 2015[77] conceberam um estudo piloto em que os participantes eram vinte e duas crianças com PEA e vinte e duas crianças com desenvolvimento típico, com idades compreendidas entre os seis e os doze anos. Para preparar as visitas ao dentista, foi fornecida uma história social aos pais para lerem aos seus filhos cerca de 1-2 semanas antes de cada consulta. A história tinha como objetivo ajudar as crianças a habituarem-se à colocação de eléctrodos nos seus dedos durante a profilaxia oral e a familiarizarem-se com as adaptações sensoriais. Incluía descrições do procedimento de tratamento, incluindo a utilização de eléctrodos. No ambiente de controlo, a destartarização foi realizada de forma típica numa câmara dentária privada de pequenas dimensões. Na condição experimental, foram utilizados a mesma câmara e os mesmos dentistas, mas as alterações do SADE foram implementadas para alterar a ingestão sensorial da criança. Foram utilizados altifalantes móveis para reproduzir música em batidas. Este estudo concluiu que a profilaxia oral realizada no ambiente sensorialmente adaptado resultou numa ativação simpática substancialmente reduzida, em comparação com a realizada no ambiente tradicional.

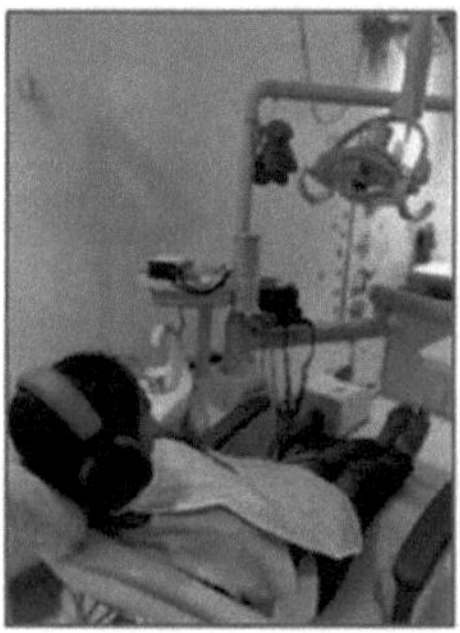

Figura 7: Estudo de Cermak et al que mostra um doente a ouvir música calmante enquanto está sentado numa cadeira de dentista

Num estudo efectuado por **Navit e seus colegas** em **2015**[119] , 150 crianças, com idades compreendidas entre os seis e os doze anos, foram escolhidas entre as que iam à sua primeira consulta dentária e divididas em cinco grupos. O grupo de controlo foi exposto ao tratamento em condições normais, enquanto os grupos de áudio foram obrigados a ouvir diferentes notas de áudio. Cada participante assistiu a quatro sessões e, após cada procedimento, os seus níveis de ansiedade foram avaliados. A primeira foi uma visita de triagem, a segunda foi para profilaxia oral, a terceira envolveu preparação da cavidade e tratamento restaurador, e a quarta incluiu procedimentos realizados sob anestesia local, como extracções, pulpotomias e pulpectomias. Neste estudo, observaram que as histórias, canções e rimas infantis eram significativamente mais eficazes na gestão da ansiedade em comparação com o tratamento numa configuração padrão, com as histórias áudio a revelarem-se as mais eficazes. Em todos os grupos e à medida que as visitas progrediam, foi observada uma tendência geral de aumento da ansiedade com a crescente gravidade e invasividade dos procedimentos dentários. No entanto, este aumento foi menos pronunciado nos grupos de distração áudio, especialmente no grupo das histórias áudio, em comparação com o grupo de controlo.

Um estudo realizado por **Kim et al. em 2018**[104] , cada participante foi colocado num ambiente dentário normal ou num ambiente sensorialmente adaptado para o seu exame inicial ou de recordação (Fase I). Foi-lhes então pedido que se apresentassem passados três meses para uma revisão (Fase II) efectuada n o ambiente alternativo. O grupo de estudo era constituído por crianças com idades compreendidas entre os 6 e os 21 anos, às quais tinham sido diagnosticadas várias doenças, tais como a síndrome de Down, a perturbação do desenvolvimento do sistema nervoso autónomo, o atraso no desenvolvimento e a paralisia cerebral. No ambiente envolvente, foram reproduzidos sons naturais relaxantes. Os resultados mostraram que os pais tinham uma opinião favorável sobre o SADE. Não só sentiram que reduziu o medo dos seus filhos durante o tratamento, como também referiram que os seus filhos mostraram mais cooperação no ambiente adaptado em comparação com o ambiente dentário normal. O apoio dos pais à utilização do SADE durante as consultas de medicina dentária, tal como referido no seu estudo, sugere que o SADE aumenta efetivamente o relaxamento e minimiza os estímulos sensoriais. Também mencionaram que, ao utilizar o SADE e ao alcançar níveis mais elevados de cooperação do paciente, os médicos podem tornar-se mais confiantes no tratamento de crianças com deficiências de desenvolvimento.

Num estudo **de 2018** realizado por **Cynthia Potter** e colegas[105] , foram examinados 44 adultos com deficiências intelectuais e de desenvolvimento. Estes indivíduos tinham dificuldade em tolerar procedimentos dentários e apresentavam comportamentos que perturbavam os seus cuidados orais. Os dados foram recebidos durante duas consultas odontológicas programadas uniformemente, uma vez a cada seis meses. O primeiro conjunto de dados consistiu no tratamento em ambiente dentário normal, enquanto o segundo conjunto foi recolhido num ambiente dentário sensorial integrado. Ambas as câmaras dentárias estavam equipadas com as mesmas cadeiras dentárias e os instrumentos necessários para os tratamentos profilácticos. Foi escolhido um disco compacto com canções da Sequoia Records, com uma batida rítmica e sons graves com fortes vibrações, para proporcionar uma entrada vibroacústica mais intensa em comparação com a música instrumental normal. Os resultados deste estudo sugerem que o SADE pode aumentar a eficácia do tratamento dentário. O estudo mostrou que o SADE teve efeitos benéficos para ajudar os adultos com deficiências intelectuais e de desenvolvimento a relaxar e a reduzir a ansiedade e a agitação durante os procedimentos orais de rotina.

Num estudo realizado por **Tshiswaka et al** em **2020**[120] , foram selecionadas 40 crianças com idades compreendidas entre os 5 e os 11 anos, que foram distribuídas aleatoriamente por dois grupos (n = 20 cada): O Grupo 1, o grupo experimental, recebeu musicoterapia, enquanto o Grupo 2, o grupo de controlo, não recebeu musicoterapia. No grupo de estudo, o acolhimento consistiu em discutir o processo de investigação e tratamento com as crianças na receção, explicando o que se iria passar com o dentista e as auxiliares. Em seguida, foram executadas quatro músicas ao vivo em um violão de 6 cordas para as crianças, a equipe de profissionais e os pais ou responsáveis legais. Uma vez sentados nas cadeiras, receberam auscultadores e auscultadores com músicas em MP3. No grupo de controlo, o acolhimento consistiu em discutir com as crianças, na receção, os procedimentos da investigação e do tratamento, explicando-lhes o que se iria passar com o dentista e as auxiliares. As crianças deste grupo foram levadas para o bloco operatório após o acolhimento para tratamento. Relativamente à utilização da música para reduzir os níveis de ansiedade, verificou-se uma diminuição notável da frequência cardíaca (pulsação) nas crianças que ouviram música durante o tratamento dentário. Em contrapartida, a frequência cardíaca das crianças que não ouviram música manteve-se estável durante todo o tratamento.

Num estudo **de 2022** realizado por **Fallea et al.**[106] , foram examinadas 50 crianças diagnosticadas com perturbação do espetro do autismo com deficiência intelectual ligeira. Na primeira fase, os participantes foram tratados de um dente permanente cariado no RDE. Na fase seguinte, eles foram enviados para o ambiente sensorial adaptado para o tratamento do segundo dente permanente cariado. Para reduzir o ruído, foi utilizada uma broca de turbina dentária revestida com esponja para remover a cavidade da Classe 1. Uma vez removida a cavidade, esta foi preenchida com material de restauração de ionómero de vidro. Os resultados deste estudo demonstram que um ambiente sensorialmente adaptado afecta positivamente os tratamentos dentários para pacientes com PEA. Especificamente, a utilização de um SADE aumenta significativamente o sucesso do tratamento de cáries nestas crianças.

Num ensaio clínico aleatório in vivo de **2022** realizado por **Kittur S et al.**[107] , 24 crianças com idades compreendidas entre os 8 e os 13 anos com deficiência intelectual ligeira foram submetidas a profilaxia oral. O estudo dividiu-as em dois grupos: o grupo de controlo, constituído por 12 crianças que receberam profilaxia oral num ambiente dentário normal, e o grupo experimental, que incluiu 12 crianças tratadas num SADE. Foi transmitida música rítmica através de altifalantes portáteis. Os resultados foram semelhantes ao relatório de Shapiro, que indicou que os comportamentos ansiosos tiveram uma duração mais curta no SADE, em comparação com o grupo de controlo. O ambiente sensorialmente adaptado provou ser um método eficaz, não invasivo e económico para aumentar o relaxamento e reduzir a ansiedade e a agitação em crianças com deficiências intelectuais. Esta abordagem torna a experiência de cuidados dentários menos traumática e pode reduzir a necessidade de anestesia geral e sedação.

8.3 Envolvimentos corporais quentes para estímulos tácteis

Os pacientes autistas são frequentemente caracterizados por apresentarem níveis relativamente elevados de excitação ou de stress. Hutt & Lee (1965) observaram que as crianças autistas apresentam um padrão de eletroencefalograma desfasado, o que sugere níveis elevados de excitação. Esta dessincronização foi associada a um aumento da estimulação ambiental e a um aumento dos comportamentos estereotipados (repetitivos). A causa exacta destes níveis elevados de excitação em alguns indivíduos com autismo não é totalmente compreendida.

Um método que os profissionais utilizam para diminuir a ansiedade e o stress nos doentes autistas é a aplicação de uma maior tensão. Da mesma forma, Ayres em 1979 e King em 1989 descobriram que envolver uma criança autista num tapete de ginástica tem um efeito relaxante. Além disso, os indivíduos autistas utilizam frequentemente a pressão profunda auto-administrada como meio de se auto-acalmarem .[121]

Existe pouca literatura sobre a eficácia da pressão profunda em indivíduos autistas. **Inamura & Wiss, em 1990,** exploraram o impacto da Hug Machine de Grandin, que foi concebida para aplicar uma pressão profunda nos lados do corpo, no comportamento de 9 crianças autistas. A Hug Machine foi desenvolvida por Temple Grandin, uma mulher autista, que observou que o gado experimentava uma redução significativa do stress quando sujeito a uma pressão profunda durante a marcação. Grandin adaptou este conceito para criar a Hug Machine, modificando-a para uso humano. Ela sugeriu que os indivíduos com níveis elevados de stress ou excitação beneficiam mais da Hug Machine do que os outros .[122]

Num estudo clínico aberto realizado em **1994, Creedon et al.**[123] observaram que as crianças autistas que utilizaram a Hug Machine durante períodos mais longos e com uma pressão consistente marcada por questões comportamentais apresentavam menos comportamentos sem objetivo, envolviam-se em movimentos mais adaptativos e eram capazes de se sentar mais calmamente em comparação com as que não utilizavam a máquina regularmente. Tal como o estudo de Inamura et al., as conclusões de Creedon basearam-se em observações clínicas e não em análises estatísticas.

Outra intervenção que utiliza a pressão profunda é a terapia de preensão efectuada por **Welch** em **1988**[124] . Uma crítica comum à terapia de preensão é que a pessoa que a recebe não tem controlo sobre a pressão ou a sua intensidade, o que pode não estar de acordo com as suas preferências. Além disso, em estudos recentes, observou-se que as crianças resistem frequentemente aos primeiros dias da terapia de manutenção, o que pode causar um stress considerável. Por conseguinte, os efeitos relaxantes referidos por Welch podem ser atribuídos à impotência condicionada e não à estimulação tátil propriamente dita.

Outro estudo realizado por **Vandenberg et al** em **2001**[125] analisou a forma como a utilização de um colete com pesos, que proporciona uma pressão sensorial profunda, influenciava o comportamento das crianças na sala de aula. Segundo eles, os coletes com pesos podem proporcionar uma pressão profunda e sustentada. Estes podem ser usados durante qualquer atividade no ambiente de aprendizagem da criança, e as crianças podem até usar os coletes elas próprias. Os pesos foram obtidos em bolsas de tecido de 1/2 lb, 3/4 lb e 1 lb e distribuídos uniformemente nos bolsos interiores do colete, assegurando uma distribuição equilibrada do peso à frente e atrás. O peso total tinha como objetivo ser o mais próximo possível de 5% do peso corporal da criança. A duração total da permanência da criança na tarefa durante uma atividade foi medida ao centésimo de segundo. O comportamento na tarefa melhorou de 18% a 25% nos quatro alunos enquanto usavam o colete com pesos. Estes resultados preliminares apoiam a hipótese de que a aplicação de uma pressão profunda através de um colete com pesos melhora o comportamento na tarefa durante as actividades motoras finas.

Na sequência destas experiências iniciais, **Shapiro et al**, em **2007**[103] , conceberam um ambiente dentário sensorialmente integrado para ajudar a diminuir o stress e o nervosismo dentário em crianças com deficiências de desenvolvimento. Juntamente com os estímulos visuais e auditivos, também modificaram a sensação tátil percebida por estas crianças em comparação com o que experimentam num ambiente dentário convencional. Para o estudo, a equipa de investigação desenvolveu um invólucro de imobilização "amigável" concebido especificamente para a experiência. O invólucro tem a forma de uma borboleta com um smiley e asas, envolvendo a criança para proporcionar um "abraço" reconfortante. O material utilizado era macio e flexível, com o objetivo de maximizar o conforto. O material utilizado era macio e flexível, com o objetivo de maximizar o conforto. Os invólucros em forma de borboleta envolviam a criança de forma segura para garantir a segurança enquanto exerciam uma pressão profunda. Afirmaram que se pensa que a modificação do ambiente dentário protege o indivíduo de impulsos bruscos, diminuindo a intensidade da entrada visual, auditiva e tátil. Além disso, este ambiente dirige a atenção dos participantes para os estímulos visuais em movimento e para a pressão exercida, levando a um estado alterado que, muitas vezes, resulta numa menor consciência dos estímulos desconfortáveis ou nocivos.

Cermak et al. em 2015[77] conceberam um estudo piloto em que os participantes eram vinte e duas crianças com PEA e vinte e duas crianças com desenvolvimento típico, com idades compreendidas entre os seis e os doze anos. Para preparar as visitas ao dentista, foi fornecida uma história social aos pais para lerem aos seus filhos cerca de 1-2 semanas antes de cada consulta. A história tinha como objetivo ajudar as crianças a habituarem-se à colocação de eléctrodos nos seus dedos durante a profilaxia oral e a familiarizarem-se com as adaptações sensoriais. Incluía descrições do procedimento de tratamento, incluindo a utilização de eléctrodos. No ambiente de controlo, a destartarização foi realizada de forma típica numa câmara dentária privada de pequenas dimensões. Na condição experimental, foram utilizados a mesma câmara e os mesmos dentistas, mas as alterações do SADE foram implementadas para alterar a ingestão sensorial da criança. O estímulo do tato envolveu um invólucro concebido para se assemelhar a uma borboleta, semelhante a um desenho apresentado por Shapiro em 2007, e adicionado a um colete de raios X dentário infantil normalizado. [122.] Os resultados mostraram que a aceitação da criança e dos seus pais aumentou com a utilização de um invólucro em forma de borboleta. Em comparação com uma tábua de papoose, a borboleta oferece vantagens adicionais de estimulação tátil de pressão profunda, que demonstrou ter um efeito calmante em indivíduos autistas. [122]

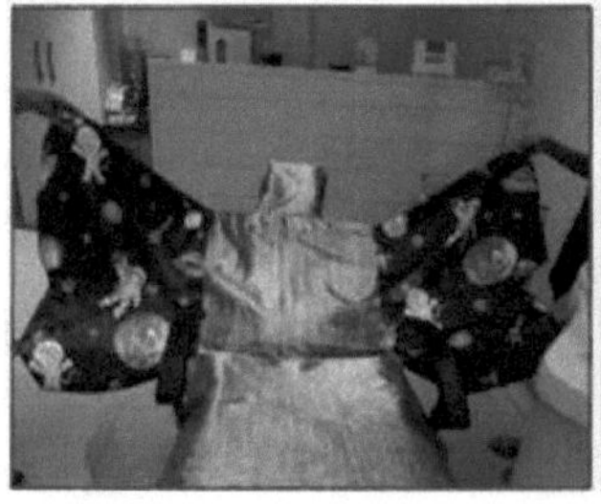
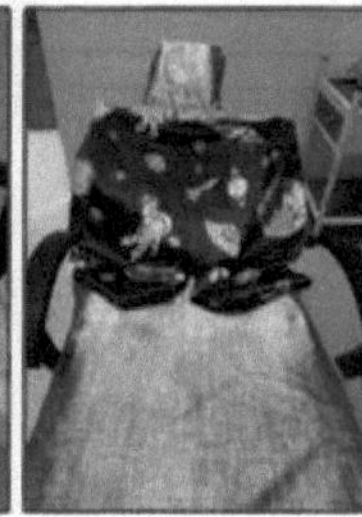

Figura 8: Envoltório de borboleta como inserção de cadeira para estimulação tátil por Cermak et al. Num estudo **de 2018** de **Kim et al.**[104] , os participantes foram aleatoriamente distribuídos por um ambiente dentário normal ou por um SADE para o seu exame inicial ou de recordação (Fase I).

Em seguida, regressaram para uma revisão após três meses (Fase II) no contexto alternativo. O estudo incluiu crianças diagnosticadas com doenças como a síndrome de Down, ASD, atraso no desenvolvimento e paralisia cerebral. Neste estudo-piloto, foi utilizado um avental de raios X convencional em cada doente para fornecer estímulos tácteis e proporcionar uma sensação de pressão profunda, que se destinava a produzir um efeito relaxante. 54% dos participantes concordaram que o SADE aliviava efetivamente o medo dentário dos seus filhos durante os exames dentários. Além disso, quarenta e seis por cento expressaram fortemente a sua preferência pela utilização do ambiente sensorial na consulta dentária subsequente do seu filho, indicando uma receção positiva e um desejo de utilização contínua.

Num estudo **de 2018** realizado por **Cynthia Potter** e colegas[105] , foram examinados 44 adultos com deficiências intelectuais e de desenvolvimento. Estes indivíduos tinham dificuldade em tolerar procedimentos dentários e apresentavam comportamentos que perturbavam os seus cuidados orais. Ambas as salas dentárias de estudo e de controlo tinham cadeiras dentárias idênticas e outras ferramentas necessárias para tratamentos profiláticos. Os aventais com pesos, concebidos para proporcionar uma sensação de pressão profunda e um efeito relaxante, foram personalizados[126] , com base nas caraterísticas demográficas dos participantes. O investigador principal elaborou uma lista com pormenores sobre o tamanho adequado do avental para cada participante, a fim de ajudar o pessoal dentário. O peso dos aventais variava entre 5% e 10% do peso corporal de cada indivíduo[127] . O estudo mostrou que o SADE ajudou efetivamente a diminuir a ansiedade e a agressão em adultos com deficiências de desenvolvimento durante o tratamento dentário. O presente estudo concluiu que, sob a condição do SADE, os casos de agitação eram menos frequentes e duravam menos tempo. Estes resultados indicam que o SADE tem a capacidade de melhorar a qualidade do tratamento, aliviando o stress tanto para o indivíduo como para o dentista. Também pode reduzir a perceção de cheiros, ruídos e sensações desagradáveis, permitindo que os indivíduos tolerem os procedimentos de forma mais eficaz, melhorando assim os cuidados orais, a saúde geral e a qualidade de vida. Num ensaio clínico aleatório in vivo de **2022** realizado por **Kittur S et al.**[107] , 24 crianças com idades compreendidas entre os 8 e os 13 anos com deficiência intelectual ligeira foram submetidas a profilaxia oral. O estudo dividiu-as em dois grupos: o grupo de controlo, constituído por 12 crianças que receberam profilaxia oral em RDE, e o grupo experimental, que incluiu 12 crianças tratadas num ambiente sensorial adaptado. A modificação do estímulo tátil envolveu um invólucro concebido para se assemelhar a uma borboleta, que foi enrolado à volta da criança desde os ombros até aos tornozelos, proporcionando uma pressão profunda de "abraço". Investigações anteriores apoiam a utilização de coletes com pesos - semelhantes ao invólucro em forma de borboleta - para reduzir comportamentos desadaptativos e melhorar a atenção em crianças com necessidades especiais. O invólucro em forma de borboleta foi escolhido porque desliza facilmente sobre a cadeira dentária, eliminando a necessidade de a criança ser amarrada a uma prancha como o papoose. Os resultados foram consistentes com o estudo de Shapiro et al., que observou uma duração mais curta dos comportamentos ansiosos no SADE em comparação com o grupo de controlo. Além disso, os resultados coincidiram com os de um estudo anterior de Cermak et al., em que as crianças se mostraram notavelmente mais descontraídas e cooperantes durante os procedimentos dentários no SADE, em comparação com o grupo de controlo.

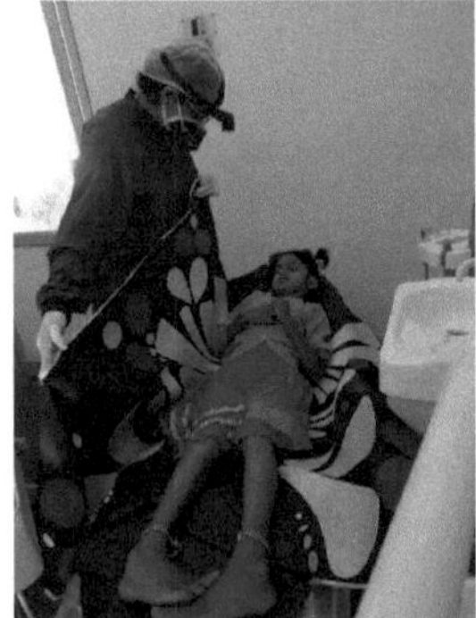

Figura 9: Estudo de Kittur et al. que mostra o invólucro em forma de borboleta a ser enrolado à volta da criança

Ayesha Fathima et al. em **2024**[110] efectuaram um estudo com cento e quarenta e oito participantes. Todos os participantes que preencheram os critérios de inclusão foram classificados em duas divisões. A Categoria I incluiu o grupo de intervenção que recebeu o ambiente dentário sensorialmente adaptado e a Categoria II que recebeu o ambiente dentário sensorialmente adaptado ou a intervenção do Ambiente Multissensorial. O grupo de controlo foi exposto a um ambiente dentário normal. Para que os participantes pudessem sentir melhor o tato, os corpos foram cobertos com um revestimento quente, que foi combinado com um casaco feito de chumbo. Foram observadas diferenças substanciais no contacto com o paciente entre os dois ambientes. Os doentes que foram submetidos a uma intervenção dentária sensorialmente adaptada sentiram-se muito melhor e menos ansiosos após os procedimentos dentários. Em contraste, o ambiente convencional apenas mostrou melhorias no comportamento sem uma mudança notável nos níveis de ansiedade dentária. Em geral, o estudo conclui que, ao oferecer uma aura amiga dos sentidos, os médicos podem proporcionar uma experiência muito mais tranquila ao paciente. Isto ajudará os pacientes a sentirem-se mais relaxados e confortáveis durante as consultas dentárias.

8.4 Aromaterapia para estímulos olfactivos

A gestão da ansiedade dentária em crianças é um desafio significativo para os clínicos que praticam a odontopediatria. Existem muitos tipos de técnicas de gestão do comportamento que podem ser farmacológicas ou, por vezes, não farmacológicas. Entre as técnicas farmacológicas de gestão do comportamento, algumas delas têm algumas contra-indicações e não podem ser aplicadas a todos os doentes. A sedação consciente e os procedimentos efectuados sob anestesia geral são algumas dessas técnicas.

No início, várias outras técnicas ganharam popularidade para a gestão do comportamento. Um exemplo é a aromaterapia, que envolve a inalação, absorção ou ingestão de óleos essenciais para a gestão preventiva. Há certos óleos benéficos que têm efeitos farmacológicos desejados induzidos através da sensação olfactiva. Isto foi demonstrado num estudo em que se demonstrou que o óleo de laranja aumentou a atividade do sistema nervoso parassimpático em 12% e diminuiu a atividade simpática em 16%[128] . Consequentemente, os aromaterapeutas defendem a utilização de óleos essenciais com infusão de laranja como um agente calmante.

Do mesmo modo, o impacto da aromaterapia no medo dentário foi explorado em várias investigações. Aromas como a lavanda, o óleo obtido da bergamota e as fragrâncias de maçã foram estudados principalmente em adultos. Um estudo que examinou a forma como o sexo e a nacionalidade influenciam as predilecções e os pontos de vantagem concluiu que as crianças têm preferências distintas por odores e sabores em comparação com os adultos[129] . Consequentemente, é mais provável que as crianças respondam positivamente aos óleos essenciais que consideram agradáveis.

Kristidima et al em **2010**[130] num ensaio clínico controlado e aleatório envolvendo 340 pacientes, os níveis de ansiedade foram avaliados enquanto esperavam pela sua consulta dentária agendada, na presença de odor de alfazema ou sem odor. Foram utilizados um aquecedor de velas, uma vela, água pura e óleo de lavanda. O aquecedor de velas tinha um compartimento inferior com uma vela sem aroma e um compartimento superior que continha água, que foi misturada com óleo de alfazema (condição de alfazema) ou deixada sem aroma (condição de controlo). Os resultados deste estudo mostram que o aroma de alfazema reduz a ansiedade de estado, mas não afecta a ansiedade dentária relacionada com pensamentos sobre as próximas consultas dentárias. A redução observada na ansiedade de estado alinha-se com os resultados de estudos anteriores.

Num estudo realizado por **Jaafarzadeh M et al.** em **2013**[128] , que foi um ensaio clínico controlado e aleatório, foi avaliado o impacto do aroma da laranja no nível de stress dos participantes durante os tratamentos dentários. Foram selecionados para o estudo 30 participantes com idades compreendidas entre os 6 e os 9 anos. Estes incluíam dez rapazes e vinte raparigas e foram selecionados entre os que frequentavam o departamento pediátrico para tratamento. Neste estudo de desenho cruzado, os participantes foram distribuídos por dois grupos, utilizando um método par-ímpar, por uma secretária do consultório dentário que desconhecia o objetivo e o desenho do estudo. Metade das crianças recebeu inicialmente um tratamento sem qualquer odor (controlo) e foi exposta ao aroma de laranja na segunda sessão (intervenção). As outras 15 crianças receberam tratamento com aroma de laranja durante a primeira visita (intervenção) e sem qualquer aroma durante a segunda visita (controlo). Foi utilizado no estudo o óleo essencial natural de laranja (Citrus sinensis), fornecido pela Giah Essence Corporation (Gorgan, Irão). Para este estudo, foi obtido no Irão um tipo especial de dispensador de aroma. Este foi utilizado para dispersar os óleos essenciais através de um jato de ar conduzido por uma ventoinha eléctrica, mantendo-se fora da vista dos participantes. No total, foram recolhidas 120 amostras, com quatro amostras de cada criança. As amostras recolhidas foram transportadas para o laboratório após cada visita consecutiva. Os níveis de cortisol salivar foram então medidos utilizando um kit de cortisol Immunoassay com o ensaio de cortisol Elecsys, obtido na Alemanha. O presente estudo concluiu que os níveis de cortisóis salivares e a frequência de pulso foram substancialmente menores no grupo de intervenção e os resultados foram estatisticamente significativos.

Radhalakshmi et al em **2018**[131] realizaram um estudo para analisar o resultado do óleo de erva-cidreira na redução do medo dentário entre os pacientes. Neste estudo, um total de quarenta crianças, que pela primeira vez vieram para uma consulta odontológica, foram levadas e subdivididas em dois grupos, aleatoriamente. A idade dos participantes variava entre os 8 e os 11 anos. Um grupo serviu de controlo e foi exposto a água normal utilizando um aquecedor de velas, enquanto o outro grupo, o grupo experimental, foi exposto a óleo de erva-limão com a mesma configuração. Foi montado um aquecedor de velas, cujo ingrediente era o óleo essencial, primeiro diluído em água. O rácio de diluição foi de 1:1. Esta configuração completa foi activada 30 minutos antes da hora da consulta do primeiro caso. Da mesma forma, o aquecedor de velas com apenas água foi utilizado como controlo. O aquecedor de velas foi infundido com o óleo de erva ou com água simples, consoante a subclasse atribuída. Os resultados mostraram que o aroma do óleo de erva-cidreira reduziu efetivamente a ansiedade dentária nas crianças. Por conseguinte, concluíram que a incorporação da aromaterapia na prática dentária pediátrica de rotina é recomendada para melhorar a qualidade dos tratamentos dentários.

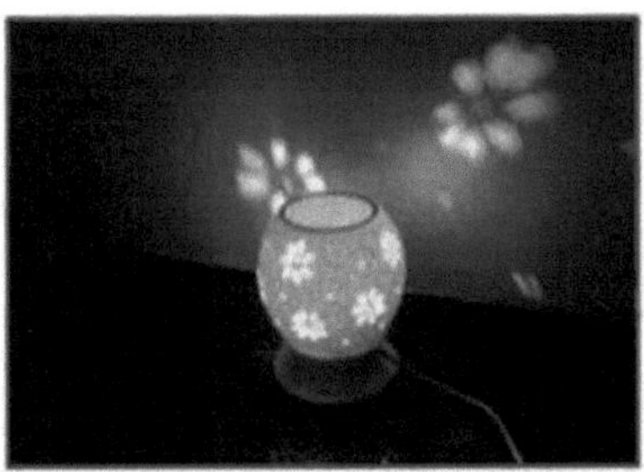

Fig. 10: Difusor de óleos aromáticos que são utilizados habitualmente no domínio da medicina dentária para sensações de aromaterapia

Investigação efectuada por **Soni et al.** em **2018**[132] incluiu um total de trinta participantes, com idades compreendidas entre os 6 e os 9 anos. Os participantes foram categorizados em duas subdivisões: o grupo de controlo, que incluiu 15 crianças tratadas sem aromaterapia, e o grupo experimental, que incluiu 15 crianças tratadas com óleo essencial de laranja. Todos os indivíduos receberam uma restauração de cimento de ionómero de vidro de Classe 1 (GC tipo IX). Para difundir o aroma de laranja, foram colocadas quatro gotas de óleo essencial de laranja na placa superior de um difusor de cerâmica, com uma vela acesa por baixo para dispersar o aroma por toda a sala. Não foram observadas alterações nos níveis de saturação de oxigénio em nenhum dos grupos. O resultado deste estudo fornece provas lógicas de que a utilização do óleo essencial de laranja em contextos clínicos pode reduzir a tensão arterial, a frequência de pulso e a ansiedade em crianças, embora os resultados não tenham sido estatisticamente significativos.

Num estudo realizado por **Faezeh et al.** em **2020**[133] , 24 crianças foram submetidas a tratamento dentário. Como modo de distração, a sessão de intervenção foi feita com aromaterapia utilizando óleo de lavanda e a sessão de controlo foi feita sem aromaterapia. Foi também adicionado um tipo específico de humidificador, de forma a que os pacientes não tivessem conhecimento do mesmo. Nos dias em que a aromaterapia foi efectuada, a 100 ml de água destilada pura foram adicionadas 2 gotas de óleo essencial de alfazema puro, que foi difundido imediatamente antes da consulta do doente. No caso do grupo de controlo sem humidificador, foi adicionada água normal. A quantidade de cortisol na saliva e as frequências de pulso foram analisadas para avaliar os níveis de ansiedade das crianças, enquanto que para a análise da dor durante a administração da injeção, o índice de medição utilizado foi a Escala de Classificação Facial (FRS). A conclusão deste ensaio clínico aleatório cruzado indica que a utilização do aroma de alfazema em ambientes dentários reduz eficazmente a ansiedade das crianças, tal como evidenciado pelos níveis mais baixos de cortisol salivar e pelas taxas de pulsação. Num estudo realizado por **Jeswin James et al.** em **2021**[134] , um total de 150 crianças de vários grupos etários foram colocadas em várias subclasses, sendo cada subclasse constituída por 50 crianças. Todos estes grupos receberam tratamento conservador e restaurador. As condições de tratamento para todos os grupos eram diferentes. Alguns receberam tratamento com aromaterapia, outros com música, alguns utilizaram a distração como condição e outros não utilizaram nenhuma condição. Foi aplicado óleo essencial de laranja, também chamado Citrus aurantium, e foi utilizado um difusor elétrico de fragrâncias para criar um agradável aroma a laranja na sala de tratamento, ativado meia hora antes da chegada do doente. No grupo da distração musical, foi tocada música melodiosa durante todo o tratamento. Nenhuma das condições foi utilizada quando o grupo de controlo foi tratado. O grupo de controlo apresentou um aumento dos níveis de ansiedade após o tratamento. Além disso, a frequência de pulso e a frequência respiratória aumentaram após o tratamento, enquanto os níveis de saturação de oxigénio diminuíram. Quando comparados com o grupo de controlo, os grupos tratados com diversão musical e aromaterapia apresentaram uma queda drástica nos níveis de ansiedade. Estes grupos também apresentaram uma diminuição notável da frequência de pulso e da frequência respiratória após o tratamento, com um pequeno aumento dos níveis de saturação de oxigénio. Ao comparar a aromaterapia e a distração musical, não se verificou uma diferença estatisticamente significativa nos níveis pós-tratamento. A conclusão do trabalho é que tanto a distração musical como a aromaterapia podem ser utilizadas para uma gestão eficaz do comportamento em odontopediatria. Isto, por sua vez, tornará as sessões clínicas muito mais tranquilas tanto para a criança como para os pais.

Em **2021**, **Nirmala Kamalapuram et al.**[135] efectuaram um ensaio clínico que envolveu 150 crianças com idades compreendidas entre os 8 e os 12 anos. Os participantes foram alocados aleatoriamente em várias subclasses: O modo de aplicação do óleo de lavanda para o primeiro grupo foi a nebulização; o modo de aplicação do óleo de lavanda para o segundo grupo foi a inalação; o modo de aplicação do óleo de laranja para o terceiro grupo foi a nebulização; o modo de aplicação do óleo de laranja para o quarto grupo foi a inalação; e o quinto grupo foi o controlo (sem aromaterapia). Os níveis de ansiedade de base foram registados para todas as crianças antes da administração da aromaterapia (exceto para as do grupo de controlo). Ambos os óleos foram administrados usando nebulizadores e inaladores. A anestesia local foi então administrada de acordo com o protocolo padrão. Os resultados do presente estudo revelaram um efeito benéfico da aromaterapia, independentemente do modo de aplicação, na redução dos níveis de ansiedade nas crianças. Entre os dois tipos de grupos, o inalador mostrou um efeito benéfico, independentemente do óleo essencial utilizado. Ao examinar as diferenças entre os géneros, tanto os rapazes como as raparigas apresentaram uma redução dos níveis de ansiedade com a aromaterapia, embora a significância estatística tenha sido observada apenas nas raparigas. Estes resultados sublinham a importância de prestar atenção extra às crianças quando é formulado um plano de tratamento invasivo.

Um ensaio clínico aleatório foi realizado por **Nancy Singh et al.** em **2023**[136] com 78 crianças com idades compreendidas entre os 8 e os 12 anos que visitaram o departamento após obterem o consentimento informado dos pais. As crianças foram divididas em três grupos: Grupo A (acupressão), Grupo B (aromaterapia) e Grupo C (controlo). Cada criança foi agendada para três consultas, e uma terapia diferente foi administrada aleatoriamente antes de cada bloqueio do nervo alveolar inferior. Durante cada consulta, a criança foi confortavelmente posicionada em decúbito dorsal na cadeira dentária, num ambiente calmo, e deixada a relaxar durante 10 minutos. Para o grupo da aromaterapia, foram aplicadas cinco gotas de óleo essencial de lavanda pura (Lavandula angustifolia) da Speaking Tree (grau terapêutico premium, Medizen Labs Pvt. Ltd, Bangalore) numa bola de algodão esterilizada e colocadas na parte superior da roupa da criança durante um minuto, enquanto era administrado o bloqueio do nervo alveolar inferior. Os resultados indicaram que a acupressão no acuponto L14 (ponto Hugo) conseguiu uma redução significativa e clinicamente significativa da perceção da dor durante a inserção da agulha intra-oral em comparação com a aromaterapia. No entanto, a aromaterapia com óleo de lavanda também reduziu eficazmente a dor durante o procedimento. Ambas as terapias complementares revelaram-se úteis na redução da dor e do desconforto em crianças submetidas à inserção de agulhas intra-orais. Além disso, estas terapias são seguras, económicas e servem como alternativas não farmacológicas para aliviar a dor e aumentar o conforto do doente em odontopediatria. Um estudo realizado por **Dinesh Kumar et al.** em **2024**[137] teve como objetivo comparar os efeitos da aromaterapia e da sedação consciente na redução da ansiedade dentária em crianças submetidas a extracções. O estudo envolveu crianças com idades entre os 6 e os 9 anos, com 30 participantes distribuídos aleatoriamente pelo grupo da aromaterapia ou pelo grupo da sedação consciente. As crianças atribuídas ao grupo da aromaterapia foram colocadas numa sala separada durante 30 minutos, onde a aromaterapia foi administrada utilizando um humidificador com óleo de lavanda. Após o período de 30 minutos, a extração foi realizada na mesma sala. As outras 15 crianças receberam sedação consciente através de óxido nitroso intranasal com um capuz nasal. A extração foi realizada assim que a criança atingiu o estado de sedação consciente. Os resultados mostraram que, em ambos os grupos, as frequências de pulso e os níveis de ansiedade diminuíram significativamente após a extração. Além disso, os níveis de oxigénio foram notavelmente mais elevados no grupo da sedação consciente após o procedimento. Tanto a aromaterapia como a sedação consciente provaram ser benéficas na redução do medo, da ansiedade e da frequência cardíaca em crianças submetidas a vários procedimentos dentários.

Mahfouz Omer et al. realizaram um estudo em **2024**[138] que foi um ensaio clínico controlado e aleatório que envolveu 45 crianças com idades compreendidas entre os 4 e os 7 anos, todas elas com necessidade de extração de, pelo menos, um molar primário inferior. Os participantes foram distribuídos aleatoriamente por um de três grupos utilizando uma aleatorização simples.

- Grupo I (Grupo de Controlo): Constituído por 15 crianças que foram submetidas aos procedimentos de anestesia e extração sem qualquer intervenção prévia.
- Grupo II (Grupo do Alecrim): Incluiu 15 crianças que inalaram três gotas de óleo de alecrim numa gaze durante 3 minutos antes dos procedimentos de anestesia e extração.
- Grupo III (Grupo Capim-limão): Consistiu em 15 crianças que inalaram três gotas de óleo de erva-cidreira numa gaze durante 3 minutos antes dos procedimentos de anestesia e extração.
- O estudo sugere que a inalação de óleos essenciais como o alecrim ou a erva-limão antes dos procedimentos dentários pode ajudar a reduzir a ansiedade dentária nas crianças. Entre os dois, o óleo essencial de alecrim foi considerado mais eficaz do que o óleo essencial de erva-limão na redução da dor e da ansiedade dentária.

9. PERCEPÇÕES DOS PAIS SOBRE O AMBIENTE DENTÁRIO SENSORIALMENTE ADAPTADO

1. Compreensão e aceitação

o **Sensibilização:** O conhecimento dos pais sobre ambientes dentários adaptados aos sentidos varia muito. Aqueles que estão conscientes dos benefícios podem apoiar mais essas adaptações, reconhecendo-as como benéficas para o conforto e a gestão da ansiedade dos seus filhos.

o **Aceitação:** A aceitação dos pais depende frequentemente das suas experiências anteriores com cuidados dentários e da sua compreensão dos problemas de processamento sensorial. Os pais que viram resultados positivos das adaptações sensoriais são susceptíveis de defender a sua utilização contínua.

2. Expectativas e preocupações

o **Redução do conforto e da ansiedade:** Muitos pais esperam que as adaptações sensoriais reduzam significativamente a ansiedade e o desconforto dentário dos seus filhos. Adaptações eficazes, como auscultadores com cancelamento de ruído ou estímulos visuais calmantes, podem satisfazer estas expectativas, criando um ambiente mais confortável.

o **Eficácia e fiabilidade:** Os pais estão preocupados com a eficácia e a fiabilidade das adaptações sensoriais. Pretendem garantias de que estes instrumentos ajudarão efetivamente os seus filhos e não servirão apenas como uma mudança superficial no ambiente.

3. Impacto no comportamento da criança

o **Melhoria da cooperação:** Os pais apercebem-se frequentemente de que as adaptações sensoriais conduzem a um melhor comportamento e cooperação dos seus filhos durante as consultas dentárias. As adaptações que reduzem a sobrecarga sensorial e a ansiedade podem ajudar as crianças a manterem-se calmas e mais cooperantes durante os procedimentos.

o **Alterações comportamentais positivas:** Muitos pais relatam melhorias visíveis no comportamento e na atitude dos seus filhos em relação às consultas dentárias após a introdução de adaptações sensoriais, o que reforça a sua perceção dos benefícios.

4. Considerações financeiras

o **Custo vs. Benefício:** Os pais podem pesar o custo das adaptações sensoriais em relação aos benefícios percebidos. Se o custo for coberto pelo seguro ou se a clínica dentária absorver algumas das despesas, é mais provável que os pais vejam estas adaptações de forma favorável.

o **Relação qualidade/preço:** A perceção dos pais sobre a relação qualidade/preço é fundamental. Se os pais virem benefícios tangíveis, como a redução da ansiedade e a melhoria da experiência global do seu filho, é mais provável que considerem que o investimento financeiro vale a pena.

5. Personalização e customização

- **Soluções à medida:** Os pais apreciam quando as adaptações sensoriais são feitas à medida das necessidades sensoriais específicas da criança. As abordagens personalizadas, baseadas em perfis sensoriais individuais, aumentam a perceção de eficácia e relevância.
- **Feedback e ajustamento:** O feedback contínuo dos pais sobre a eficácia das adaptações sensoriais ajuda a aperfeiçoar e personalizar a abordagem. Os pais valorizam as práticas que respondem às necessidades únicas dos seus filhos e ajustam as adaptações em conformidade.

6. Satisfação global

- **Experiência melhorada:** Geralmente, os pais que vêem uma redução na ansiedade dentária do seu filho e uma melhoria na experiência geral do seu filho estão muito satisfeitos com as adaptações sensoriais. As experiências positivas podem levar a uma maior confiança e lealdade para com o consultório dentário.
- **Recomendações:** É provável que os pais satisfeitos recomendem ambientes dentários sensorialmente adaptados a outras famílias, contribuindo para uma perceção positiva da clínica e da sua abordagem aos cuidados dos pacientes.

10. ESCALABILIDADE, CUSTOS INCORRIDOS E EFICÁCIA RELATIVA DO AMBIENTE DENTÁRIO SENSORIALMENTE ADAPTADO

Escalabilidade

- **Implementação em diferentes consultórios:** Os ambientes dentários adaptados aos sentidos podem ser adaptados a várias dimensões e tipos de consultórios dentários, desde grandes instalações com várias cadeiras a consultórios mais pequenos com uma só cadeira. As soluções escaláveis envolvem frequentemente componentes modulares e flexíveis que podem ser ajustados com base nas necessidades específicas e na dimensão do consultório.
- **Soluções padronizadas:** Para facilitar a adoção generalizada, são cruciais protocolos e ferramentas normalizados para as adaptações sensoriais. As soluções normalizadas asseguram a consistência e a facilidade de implementação em diferentes práticas, tornando mais simples para os consultórios dentários a integração de adaptações sensoriais sem uma personalização extensiva.
- **Adaptabilidade:** As adaptações sensoriais escaláveis têm de se integrar sem problemas na infraestrutura dentária existente. As soluções que podem ser facilmente adaptadas à disposição e ao equipamento actuais de um consultório dentário têm mais probabilidades de serem implementadas com êxito a uma escala mais alargada.

Custo incorrido

- **Despesas iniciais:** A implementação de adaptações sensoriais em ambientes dentários requer normalmente um investimento inicial significativo. Os custos podem incluir a compra de equipamento especializado (por exemplo, auscultadores com cancelamento de ruído, iluminação ajustável), a modificação do consultório dentário e a formação do pessoal em novos protocolos. Estes custos iniciais podem ser substanciais e podem constituir uma barreira para alguns consultórios.
- **Impacto financeiro a longo prazo:** Embora os custos iniciais possam ser elevados, as adaptações sensoriais eficazes podem resultar em benefícios financeiros a longo prazo. A melhoria do conforto do doente e a redução da ansiedade podem levar a uma melhor retenção do doente e a menos intervenções adicionais, compensando potencialmente o investimento inicial ao longo do tempo.
- **Opções económicas:** Para atenuar os encargos financeiros, estão disponíveis soluções de adaptação sensorial económicas. Opções de equipamento acessíveis, descontos na compra a granel e potenciais incentivos financeiros ou subsídios podem ajudar a reduzir o custo global da implementação de adaptações sensoriais nos consultórios dentários.

Eficácia relativa

- **Conforto e satisfação do doente:** A principal medida de eficácia das adaptações sensoriais é o seu impacto no conforto e na satisfação do doente. As adaptações eficazes devem aliviar o stress relacionado com os sentidos e melhorar a experiência dentária geral. Ferramentas como auscultadores com cancelamento de ruído e distracções visuais podem ajudar a reduzir a ansiedade e tornar as consultas dentárias mais toleráveis.

- **Eficácia comparativa:** A avaliação da eficácia relativa de diferentes adaptações sensoriais é importante para determinar as melhores soluções para as várias necessidades dos doentes. Os estudos comparativos e o feedback dos doentes podem fornecer informações sobre quais as adaptações que oferecem os maiores benefícios em termos de redução do desconforto e de melhoria da experiência do doente.
- **Personalização e customização:** A eficácia das adaptações sensoriais é melhorada se as adaptarmos às preferências e necessidades individuais dos doentes. Ambientes sensoriais personalizados, baseados em sensibilidades e preferências sensoriais específicas, podem levar a melhores resultados e maior satisfação do paciente.

Barreiras à implementação de ambientes dentários adaptados aos sentidos

1. **Limitações financeiras e de custos**

o **Investimento inicial elevado**: A criação de um ambiente dentário sensorialmente adaptado envolve custos iniciais significativos. As despesas podem incluir a compra de equipamento especializado (por exemplo, auscultadores com cancelamento de ruído, iluminação ajustável), a realização de modificações físicas no consultório e a formação do pessoal. Estes custos iniciais podem ser proibitivos para alguns consultórios dentários, especialmente os mais pequenos ou independentes com orçamentos limitados.

o **Custos de manutenção contínuos**: Para além da instalação inicial, existem custos contínuos associados à manutenção e atualização do equipamento sensorial. A manutenção regular, as reparações e as substituições podem aumentar os encargos financeiros da implementação de adaptações sensoriais.

2. **Limitações de espaço**

o **Restrições físicas**: As adaptações sensoriais requerem frequentemente alterações à disposição física de um consultório dentário. Isto pode ser um desafio em consultórios mais pequenos, onde o espaço é limitado. Modificações como a criação de salas sensoriais separadas, a instalação de isolamento acústico ou a adição de iluminação ajustável podem não ser viáveis em instalações apertadas ou mais antigas.

o **Integração com o layout existente**: A integração de adaptações sensoriais em ambientes dentários existentes sem perturbar a disposição e o fluxo de trabalho actuais pode ser difícil. As restrições de espaço podem limitar a capacidade de implementar eficazmente determinadas ferramentas ou modificações sensoriais.

3. **Falta de investigação baseada em provas**

o **Dados insuficientes**: O atual conjunto de provas que apoiam a eficácia dos ambientes dentários sensorialmente adaptados é limitado. É necessário um trabalho de investigação mais elaborado para compreender os benefícios destas adaptações. Sem provas sólidas, pode ser difícil para os consultórios dentários justificarem o investimento em adaptações sensoriais junto das partes interessadas.

o **Diretrizes pouco claras**: A falta de diretrizes padronizadas e de melhores práticas para a implementação de adaptações sensoriais pode criar incerteza para os profissionais de medicina dentária. São necessários protocolos claros e baseados em evidências para orientar as práticas na seleção e aplicação eficaz de ferramentas sensoriais.

4. **Resistência à mudança**

- **Adaptação do pessoal**: O pessoal dentário pode ser resistente à adoção de novos procedimentos e tecnologias. A formação e a integração de adaptações sensoriais nos fluxos de trabalho existentes podem deparar-se com a relutância ou a resistência do pessoal habituado aos métodos tradicionais.
- **Adaptação do paciente**: Os doentes e as suas famílias também podem resistir às mudanças no ambiente dentário. Aqueles que não estão familiarizados com as adaptações sensoriais podem ser cépticos quanto aos seus benefícios ou sentir-se desconfortáveis com novas abordagens.

5. **Desafios de personalização**

- **Variabilidade individual**: As necessidades e sensibilidades sensoriais variam muito entre os doentes, o que torna difícil conceber uma solução única para todos. Personalizar as adaptações sensoriais para atender às necessidades específicas de cada paciente requer tempo e esforço, e pode ser difícil de implementar de forma consistente.
- **Intensidade de recursos**: O desenvolvimento e a manutenção de ambientes sensoriais personalizados podem exigir muitos recursos. Requer avaliações detalhadas das necessidades individuais dos pacientes e ajustes contínuos, o que pode sobrecarregar os recursos dos consultórios dentários.

6. **Formação e educação**

- **Formação do pessoal**: A implementação eficaz das adaptações sensoriais requer uma formação abrangente para os profissionais de medicina dentária. O pessoal deve ser instruído sobre a forma de utilizar o novo equipamento, avaliar as necessidades sensoriais e gerir as adaptações durante os procedimentos. Esta formação pode consumir muito tempo e aumentar os custos operacionais da clínica.
- **Formação contínua**: Manter-se a par dos avanços na tecnologia sensorial e das melhores práticas exige uma formação contínua. Os consultórios dentários têm de investir no desenvolvimento profissional contínuo para garantir que o pessoal está atualizado com as técnicas e ferramentas mais recentes.

7. **Questões regulamentares e de conformidade**

- **Conformidade com as normas**: Garantir que as adaptações sensoriais cumprem os regulamentos de saúde e segurança pode ser um desafio. Os consultórios dentários têm de navegar pelos requisitos regulamentares para evitar potenciais problemas legais ou de conformidade relacionados com a utilização de equipamento sensorial.
- **Seguro e responsabilidade**: Pode haver incertezas relativamente à cobertura de seguro e à responsabilidade por novas adaptações sensoriais. As práticas precisam de garantir que as suas ferramentas sensoriais e modificações estão cobertas por um seguro e que cumprem as normas de responsabilidade.

Limitações dos ambientes dentários adaptados aos sentidos

1. **Custo**: A criação de um ambiente dentário sensorialmente adaptado pode ser proibitivamente dispendiosa. Os custos associados à aquisição e instalação de equipamento especializado, como auscultadores com cancelamento de ruído, iluminação ajustável ou dispositivos de estimulação tátil, podem ser significativos. Estas despesas podem ser um obstáculo para muitos consultórios dentários, especialmente os mais pequenos ou independentes com orçamentos limitados.
Além disso, a manutenção contínua e as actualizações do equipamento sensorial aumentam ainda mais os encargos financeiros.
2. **Restrições de espaço**: A integração de adaptações sensoriais num consultório dentário requer frequentemente alterações consideráveis à disposição física. Isto pode ser um desafio em instalações existentes onde o espaço é limitado. As modificações podem incluir a criação de salas separadas para a modulação sensorial, a instalação de nova iluminação ou insonorização e a garantia de que o espaço é facilmente acessível. Em consultórios mais pequenos ou em edifícios mais antigos, estas modificações podem ser impraticáveis ou impossíveis devido a limitações de espaço.
3. **Evidências limitadas**: Embora haja um interesse crescente em ambientes sensorialmente adaptados e alguns estudos preliminares sugiram benefícios, o conjunto de provas que sustentam a sua eficácia é ainda limitado. É necessário um trabalho de investigação mais elaborado para validar a utilização e a adaptabilidade destas adaptações. São necessários estudos a longo prazo e ensaios controlados aleatórios para confirmar que as modificações sensoriais conduzem a melhorias consistentes no conforto e nos resultados dos doentes.
4. **Variabilidade individual**: As necessidades e sensibilidades sensoriais variam muito entre os doentes, tornando difícil conceber uma solução única para todos. O que funciona para um doente pode não ser eficaz ou pode mesmo ser contraproducente para outro. São necessárias avaliações personalizadas para adaptar as adaptações sensoriais às preferências e necessidades individuais, o que pode complicar o processo de implementação e aumentar a carga sobre o pessoal dentário.
5. **Requisitos de formação**: A utilização eficaz das adaptações sensoriais requer frequentemente formação adicional para os profissionais de medicina dentária. O pessoal deve ser instruído não só sobre como operar equipamento especializado, mas também sobre como avaliar e responder às necessidades sensoriais de cada paciente. Esta formação pode consumir muito tempo e pode exigir um desenvolvimento profissional contínuo, aumentando os custos operacionais da clínica.
6. **Manutenção e conservação**: Os ambientes sensorialmente adaptados requerem uma manutenção regular para garantir que o equipamento se mantém funcional e eficaz. Isto inclui verificações de rotina, reparações e actualizações de ferramentas e dispositivos sensoriais. A falta de manutenção destas adaptações pode levar ao mau funcionamento do equipamento ou à diminuição da sua eficácia, o que pode afetar negativamente a experiência do doente.
7. **Potencial sobre-estimulação**: Para alguns doentes, as adaptações sensoriais podem, inadvertidamente, conduzir a uma sobre-estimulação. Por exemplo, embora os auscultadores com cancelamento de ruído se destinem a reduzir o stress auditivo, podem também fazer com que alguns doentes se sintam isolados ou desorientados. É crucial avaliar cuidadosamente a

resposta de cada doente às modificações sensoriais para evitar efeitos negativos não intencionais.

8. **Resistência à mudança**: Tanto os pacientes como o pessoal dentário podem ser resistentes a mudanças no ambiente dentário. Os doentes que estão habituados a um determinado ambiente podem achar que as novas adaptações são desorientadoras ou desconfortáveis. Do mesmo modo, o pessoal dentário pode ter estabelecido rotinas e práticas que são perturbadas pela introdução de adaptações sensoriais. Para ultrapassar esta resistência, é necessária uma comunicação eficaz e uma integração gradual das alterações.

9. **Âmbito limitado**: As adaptações sensoriais abordam principalmente factores ambientais, mas podem não abordar totalmente outros aspectos críticos dos cuidados dentários que afectam o conforto do doente. Por exemplo, embora as adaptações sensoriais possam ajudar a reduzir a ansiedade relacionada com a sobrecarga sensorial, podem não aliviar totalmente a ansiedade, a dor ou o desconforto do procedimento. Os cuidados abrangentes do doente requerem a abordagem de todos os aspectos da experiência dentária, incluindo a gestão da dor e o apoio psicológico, juntamente com as modificações sensoriais.

11. ÂMBITO FUTURO DO AMBIENTE DENTÁRIO SENSORIALMENTE ADAPTADO

1. **Melhoria da investigação e da prática baseada em provas**: Existe uma necessidade significativa de investigação mais extensa e rigorosa sobre a eficácia dos ambientes dentários sensorialmente adaptados. Os estudos futuros devem centrar-se nos resultados a longo prazo, em ensaios aleatórios controlados e em amostras de maior dimensão para fornecer provas sólidas sobre o impacto destas adaptações no conforto do doente, nos resultados do tratamento e na experiência dentária geral. Esta investigação ajudará a desenvolver diretrizes e normas baseadas em provas para a integração das adaptações sensoriais na prática dentária.
2. **Avanços tecnológicos**: Os futuros avanços tecnológicos poderão melhorar consideravelmente as adaptações sensoriais em ambientes dentários. Poderão ser desenvolvidas inovações como sistemas de cancelamento de ruído mais sofisticados, soluções de iluminação dinâmica e ferramentas sensoriais interactivas para proporcionar uma experiência sensorial mais personalizada e eficaz. As tecnologias emergentes, como a realidade virtual ou a realidade aumentada, também podem ser exploradas para criar técnicas de acalmia ou distração adaptadas às necessidades individuais dos doentes.
3. **Personalização e customização**: Os avanços nas ferramentas de avaliação e personalização dos pacientes permitirão adaptações sensoriais mais personalizadas. Os métodos de diagnóstico melhorados, como as avaliações sensoriais e os sistemas de feedback dos doentes, podem permitir que os consultórios dentários adaptem os ambientes sensoriais às preferências e sensibilidades específicas de cada doente. Esta abordagem personalizada pode aumentar a eficácia das adaptações sensoriais e melhorar a satisfação dos doentes.
4. **Integração nos cuidados globais do doente**: As adaptações sensoriais devem ser integradas em estratégias mais alargadas de cuidados ao doente. Os desenvolvimentos futuros poderão centrar-se na combinação das adaptações sensoriais com outras medidas de apoio, como o controlo da dor, técnicas de redução da ansiedade e terapias comportamentais. Esta abordagem holística abordaria vários aspectos da experiência do doente e contribuiria para um plano de tratamento mais abrangente e eficaz.
5. **Formação e educação**: O âmbito futuro inclui o desenvolvimento de programas de formação abrangentes para profissionais de medicina dentária. Estes programas centrar-se-iam na utilização de adaptações sensoriais, na avaliação dos doentes e na gestão das sensibilidades sensoriais. A formação melhorada e as oportunidades de educação contínua poderiam ajudar o pessoal dentário a implementar e gerir eficazmente as adaptações sensoriais, melhorando os resultados para os doentes e assegurando um padrão de cuidados consistente.
6. **Custo-eficácia e acessibilidade**: A investigação de soluções económicas para as adaptações sensoriais é crucial. Os desenvolvimentos futuros poderão incluir equipamento sensorial mais económico e soluções escaláveis que tornem as adaptações sensoriais acessíveis a um maior número de consultórios dentários, incluindo os que têm orçamentos limitados. Além disso, a exploração de oportunidades de financiamento e incentivos financeiros para a implementação de adaptações sensoriais poderia promover uma adoção mais ampla.

7. **Expansão a diversas populações**: A investigação e a prática futuras devem explorar a aplicação de adaptações sensoriais em diferentes populações de doentes, incluindo adultos, indivíduos com deficiências de desenvolvimento e pessoas com perturbações do processamento sensorial. Compreender as diversas necessidades dos vários grupos de doentes ajudará a conceber ambientes sensoriais mais inclusivos e eficazes.
8. **Normalização e Diretrizes**: O estabelecimento de protocolos e diretrizes normalizados para adaptações sensoriais em ambientes dentários proporcionaria um enquadramento para uma implementação consistente e eficaz. Os esforços futuros poderiam centrar-se no desenvolvimento de normas para toda a indústria que garantam a qualidade e a eficácia das adaptações sensoriais, facilitando a sua integração na prática dentária de rotina.
9. **Colaboração com especialistas**: A colaboração entre profissionais de medicina dentária e especialistas em integração sensorial, psicologia e ciências comportamentais pode conduzir a abordagens mais eficazes e inovadoras das adaptações sensoriais. A investigação e a prática interdisciplinares podem melhorar o desenvolvimento de ambientes sensoriais que respondam tanto às necessidades sensoriais como psicológicas dos pacientes.
10. **Feedback dos doentes e melhoria contínua**: Os desenvolvimentos futuros devem incluir mecanismos de feedback contínuo dos doentes e de melhoria contínua das adaptações sensoriais. A recolha e análise das experiências e preferências dos doentes ajudará a aperfeiçoar os ambientes sensoriais e a garantir que satisfazem as necessidades em evolução dos doentes. As actualizações e os ajustamentos regulares baseados no feedback contribuirão para a eficácia e a satisfação globais das adaptações sensoriais.

12. BIBLIOGRAFIA

1. Passarello N, Tarantino V, Chirico A, Menghini D, Costanzo F, Sorrentino P, et al. Sensory Processing Disorders in Children and Adolescents: Taking Stock of Assessment and Novel Therapeutic Tools. Vol. 12, Ciências do Cérebro. MDPI; 2022.

2. Schoen SA, Lane SJ, Mailloux Z, May-Benson T, Parham LD, Smith Roley S, et al. Uma revisão sistemática da intervenção de integração sensorial de ayres para crianças com autismo. Vol. 12, Investigação sobre o Autismo. John Wiley and Sons Inc.; 2019. p. 6-19.

3. Ben-Sasson A, Gal E, Fluss R, Katz-Zetler N, Cermak SA. Atualização de uma Meta-análise de Sintomas Sensoriais em ASD: Uma Nova Década de Investigação. J Autism Dev Disord. 2019 Dec 1;49(12):4974-96.

4. Ben-Sasson A, Carter AS, Briggs-Gowan MJ. Sensory over-responsivity in elementary school: Prevalência e correlações socio-emocionais. J Abnorm Child Psychol. 2009 Jul;37(5):705-16.

5. Hallett V, Lecavalier L, Sukhodolsky DG, Cipriano N, Aman MG, McCracken JT, et al. Explorando as manifestações de ansiedade em crianças com perturbações do espetro do autismo. J Autism Dev Disord. 2013 Oct;43(10):2341-52.

6. Stein LI, Polido JC, Cermak SA. Artigo Científico OBSERVATÓRIO CROSSECCIONAL 230 CUIDADOS ORAIS E SUPER-RESPONSIVIDADE SENSORIAL Y NA PERTURBAÇÃO DO ESPECTRO DO AUTISMO Cuidados orais e sobre-responsividade sensorial em crianças com perturbações do espetro do autismo.

7. Fallea A, Zuccarello R, Calì F. Dental anxiety in patients with borderline intellectual functioning and patients with intellectual disabilities. BMC Oral Health. 2016 Nov 3;16(1).

8. Isong IA, Rao SR, Holifield C, Iannuzzi D, Hanson E, Ware J, et al. Abordagem do medo dentário em crianças com perturbações do espetro do autismo: Um estudo piloto controlado e aleatório utilizando meios electrónicos. Clin Pediatr (Phila). 2014 Mar;53(3):230-7.

9. Loo CY, Graham RM, Hughes C V. Behaviour guidance in dental treatment of patients with autism spectrum disorder (Orientação comportamental no tratamento dentário de pacientes com perturbações do espetro do autismo). Int J Paediatr Dent. 2009 Nov;19(6): 390-8.

10. Barton EE, Reichow B, Schnitz A, Smith IC, Sherlock D. A systematic review of sensory-based treatments for children with disabilities (Uma revisão sistemática dos tratamentos de base sensorial para crianças com deficiência). Vol. 37, Pesquisa em Deficiências do Desenvolvimento. Elsevier Inc.; 2015. p. 64-80.

11. Definição de necessidades especiais de cuidados de saúde AAPD, 2020.

12. Schaaf RC, Benevides T, Blanche EI, Brett-Green BA, Burke JP, Cohn ES, et al. Funções parassimpáticas em crianças com perturbação do processamento sensorial. Front Integr Neurosci. 2010 Mar;(MARÇO 2010).

13. Stainton T, Besser H. The positive impact of children with an intellectual disability on the family (O impacto positivo das crianças com deficiência intelectual na família). J Intellect Dev Disabil. 1998;23(1):57-70.

14. Hodges H, Fealko C, Soares N. Perturbação do espetro do autismo: Definição,

epidemiologia, causas e avaliação clínica. Vol. 9, Pediatria Translacional. Editora AME; 2020. p. S55-65.
15.Cianetti S, Lombardo G, Lupatelli E, Pagano S, Abraha I, Montedori A, et al. 21. Vol. 18, EuropEan Journal of paEdiatric dEntistry.
16. Orientação comportamental para o paciente pediátrico dentário.
17. Lane, S. J., Miller, L. J., & Hanft, B. (2000). Para um consenso na terminologia da teoria e prática da integração sensorial: Parte dois. Integração sensorial: Padrões de função e disfunção. Sensory Integration Special Interest Section Quarterly, 23(2), 1-3.
18. Tomchek SD. Processamento sensorial em indivíduos com uma perturbação do espetro do autismo. . Autismo: Uma abordagem abrangente de terapia ocupacional. 2010;135-61.
19. Miller LJ, Nielsen DM, Schoen SA, Brett-Green BA. Perspectivas sobre a perturbação do processamento sensorial: Um apelo à investigação translacional. Front Integr Neurosci. 2009 Sep 30;3(SEP).
20. Ames LB, Ilg FL. The developmental point of view with special reference to the principle of reciprocal neuromotor interweaving. Journal of Genetic Psychology. 1964;105(2):195-209.
21. Galiana-Simal A, Vela-Romero M, Romero-Vela VM, Oliver-Tercero N, García- Olmo V, Benito-Castellanos PJ, et al. Transtorno do processamento sensorial: Pontos-chave de uma alteração frequente nas perturbações do neurodesenvolvimento. Cogent Med. 2020 Mar 4;7(1).
22. Jorquera-Cabrera S, Romero-Ayuso D, Rodriguez-Gil G, Triviño-Juárez JM. Avaliação das caraterísticas do processamento sensorial em crianças entre os 3 e os 11 anos de idade: Uma revisão sistemática. Vol. 5, Frontiers in Pediatrics. Frontiers Media S.A.; 2017.
23. Zimmer M, Desch L. Sensory integration therapies for children with developmental and behavioral disorders (Terapias de integração sensorial para crianças com perturbações do desenvolvimento e do comportamento). Vol. 129, Pediatria. Academia Americana de Pediatria; 2012. p. 1186-9.
24. S Mutsaddi S, Parag Sadhale A. Prevalência de disfunção do processamento sensorial em crianças com dificuldades de aprendizagem. Jornal da Sociedade de Fisioterapeutas Indianos. 2019 Sep 28;3(2):38-42.
25. Fisioterapia do Desenvolvimento para Crianças com Disfunção Cerebral Mínima e Dificuldades de Aprendizagem.
26. Saha S, Sultana F, Ahmed M, Saha S. A SYSTEMATIC REVIEW ON THE EFFECTIVENESS OF PERCEPTUAL MOTOR TRAINING ON IMPROVEMENT IN MOTOR PERFORMANCE IN INDIVIDUALS WITH DEVELOPMENTAL COORDINATION DISORDER [Internet]. Vol. 5, Health & Exercise. 2016. Disponível em: http://journals.lww.com/mjmh
27. Melhorar a qualidade do ensino escolar, Gabinete de Informação à Imprensa, Serviços especiais e CaracterísticasGoverno da Índia. 2018.
28. Relatório Semanal de Morbilidade e Mortalidade Prevalência e Caraterísticas da Perturbação do Espectro do Autismo entre Crianças com 8 Anos de Idade-Rede de Monitorização do Autismo e das Deficiências do Desenvolvimento, 11 Locais, Estados Unidos, 2012. 2018.
29. Goldsmith HH, Van Hulle CA, Arneson CL, Schreiber JE, Gernsbacher MA. A Population-Based Twin Study of Parentally Reported Tactile and Auditory Defensiveness in

Young Children (Um Estudo de Gémeos de Base Populacional sobre a Defensividade Táctil e Auditiva Relatada pelos Pais em Crianças Pequenas). J Abnorm Child Psychol. 2006 Jun 29;34(3):378-92.

30. Ahn RR, Miller LJ, Milberger S, McIntosh DN. Prevalence of Parents' Perceptions of Sensory Processing Disorders Among Kindergarten Children (Prevalência das Percepções dos Pais sobre as Perturbações do Processamento Sensorial nas Crianças do Jardim de Infância). The American Journal of Occupational Therapy. 2004 May 1;58(3):287-93.

31. Jussila K, Junttila M, Kielinen M, Ebeling H, Joskitt L, Moilanen I, et al. Anormalidade sensorial e traços quantitativos de autismo em crianças com e sem perturbação do espetro do autismo numa população epidemiológica. J Autism Dev Disord. 2020 Jan 3;50(1):180-8.

32. Tavassoli T, Miller LJ, Schoen SA, Jo Brout J, Sullivan J, Baron-Cohen S. Sensory reactivity, empathizing and systemizing in autism spectrum conditions and sensory processing disorder. Dev Cogn Neurosci. 2018 Jan;29:72-7.

33. Schoen SA. Diferenças fisiológicas e comportamentais no processamento sensorial: uma comparação entre crianças com Perturbação do Espectro do Autismo e Perturbação do Processamento Sensorial. Front Integr Neurosci. 2009;3.

34. Chang YS, Owen JP, Desai SS, Hill SS, Arnett AB, Harris J, et al. Autismo e Perturbações do Processamento Sensorial: Perturbação da Matéria Branca Partilhada em Vias Sensoriais mas Conectividade Divergente em Vias Sócio-Emocionais. PLoS One. 2014 Jul 30;9(7):e103038.

35. Owen JP, Marco EJ, Desai S, Fourie E, Harris J, Hill SS, et al. Microestrutura anormal da substância branca em crianças com perturbações do processamento sensorial. Neuroimage Clin. 2013;2:844-53.

36. Schaaf RC, Davies PL. Evolução do Quadro de Referência da Integração Sensorial. The American Journal of Occupational Therapy. 2010 May 1;64(3):363-7.

37. Talsma D, Senkowski D, Soto-Faraco S, Woldorff MG. A interação multifacetada entre a atenção e a integração multissensorial. Trends Cogn Sci. 2010 Sep;14(9):400-10.

38. Petersen SE, Posner MI. O sistema de atenção do cérebro humano: 20 anos depois. Annu Rev Neurosci. 2012 Jul 21;35(1):73-89.

39. Corbett BA, Constantine LJ, Hendren R, Rocke D, Ozonoff S. Examinar o funcionamento executivo em crianças com perturbação do espetro do autismo, perturbação de défice de atenção e hiperatividade e desenvolvimento típico. Psychiatry Res. 2009 Apr;166(2-3):210-22.

40. Christakou A, Murphy CM, Chantiluke K, Cubillo AI, Smith AB, Giampietro V, et al. Anomalias funcionais específicas da perturbação durante a atenção sustentada em jovens com Perturbação de Hiperatividade e Défice de Atenção (PHDA) e com Autismo. Mol Psychiatry. 2013 Feb 31;18(2):236-44.

41. Zwaigenbaum L, Bryson S, Rogers T, Roberts W, Brian J, Szatmari P. Behavioral manifestations of autism in the first year of life. International Journal of Developmental Neuroscience. 2005 Abr 2;23(2-3):143-52.

42. Sasson NJ, Elison JT, Turner-Brown LM, Dichter GS, Bodfish JW. Breve relatório: Atenção circunscrita em crianças pequenas com autismo. J Autism Dev Disord. 2011 Feb 25;41(2):242-7.

43. Seligman LD, Hovey JD, Chacon K, Ollendick TH. Ansiedade dentária: Um problema

pouco estudado na juventude. Clin Psychol Rev. 2017 Jul;55:25-40.
44. Klingberg G, Löfqvist LV, Bjarnason S, Norén JG. Problemas de gestão do comportamento dentário em crianças suecas. Community Dent Oral Epidemiol. 1994 Jun 29;22(3):201-5.
45. Siddiqui A, Ojah P. ASSOCIAÇÃO DE CONCOMITANTES PSICOSSOCIAIS COM MEDO E ANSIEDADE DENTÁRIA EM CRIANÇAS DE LUCKNOW. Vol. 07, Jornal Europeu de Medicina Molecular e Clínica. 2020.
46. Vanhee T, Mourali S, Bottenberg P, Jacquet W, Vanden Abbeele A. Stimuli involved in dental anxiety: De que é que os pacientes têm medo? Um estudo descritivo. Int J Paediatr Dent. 2020 May 29;30(3):276-85.
47. Nuttall NM, Gilbert A, Morris J. Children's dental anxiety in the United Kingdom in 2003 (Ansiedade dentária das crianças no Reino Unido em 2003). J Dent. 2008 Nov;36(11):857-60.
48. Soares FC, Lima RA, de Barros MVG, Colares V. Preditores de ansiedade odontológica em crianças brasileiras de 5 a 7 anos de idade. Compr Psychiatry. 2016 May;67:46-53.
49. Wu L, Gao X. Children's dental fear and anxiety: exploring family related factors. BMC Saúde Oral. 2018 Dec 4;18(1):100.
50. AMORIM JÚNIOR LA de, RODRIGUES VBM, COSTA LR, CORRÊA-FARIA P. A ansiedade odontológica está associada ao comportamento de crianças sedadas? Braz Oral Res. 2021;35.
51. Klingberg G, Broberg AG. Temperamento e medo dentário infantil.
52. Soares FC, Lima RA, Salvador DM, de Barros MVG, Dahllöf G, Colares V. Relação recíproca longitudinal entre medo odontológico e saúde bucal em escolares. Int J Paediatr Dent. 2020 May 10;30(3):286-92.
53. Ramos-Jorge ML, Marques LS, Pavia SM, Serra-Negra JM, Pordeus IA. Factores preditivos do comportamento da criança no ambiente dentário. European Archives of Paediatric Dentistry. 2006 Dec 30;7(4):253-7.
54. Gadbury-Amyot CC, Williams KB. Medo da higiene dentária: diferenças de género e idade. J Contemp Dent Pract. 2000 Feb 15;1(2):42-59.
55. Klrkpatrick DR. Idade, género e padrões de medos intensos comuns entre adultos. Behaviour Research and Therapy. 1984;22(2):141-50.
56. Associação Americana de Psiquiatria. Manual de Diagnóstico e Estatística das Perturbações Mentais. Associação Americana de Psiquiatria; 2013.
57. Brickhouse TH, Farrington FH, Best AM, Ellsworth CW. Barreiras aos cuidados dentários para crianças da Virgínia com perturbações do espetro do autismo. J Dent Child (Chic). 2009;76(3):188-93.
58. Kamen S, Skier J. Dental management of the autistic child (Gestão dentária da criança autista). Spec Care Dentist. 1985;5(1):20-3.

59. Davila JM, Jensen OE. Gestão dentária comportamental e farmacológica de um paciente com autismo. Spec Care Dentist. 1988;8(2):58-60.
60. Kim JA, Szatmari P, Bryson SE, Streiner DL, Wilson FJ. The Prevalence of Anxiety and Mood Problems among Children with Autism and Asperger Syndrome (A Prevalência de Problemas de Ansiedade e Humor entre Crianças com Autismo e Síndrome de Asperger).

Autism. 2000 Jun 30;4(2):117-32.

61. Friedlander AH, Yagiela JA, Paterno VI, Mahler ME. A neuropatologia, a gestão médica e as implicações dentárias do autismo. O Jornal da Associação Dentária Americana. 2006 Nov;137(11):1517-27.

62. Smyth JS. Alguns problemas do tratamento dentário. Parte 1. Ansiedade do paciente: Algumas correlações e diferenças de sexo. Aust Dent J. 1993 Oct 22;38(5):354-9.

63. Krishnan L, Iyer K, Madan Kumar P. Barriers to utilisation of dental care services among children with special needs: A systematic review. Vol. 31, Jornal Indiano de Investigação Dentária. Wolters Kluwer Medknow Publications; 2020. p. 486-93.

64. Lewis C, Robertson AS, Phelps S. Unmet dental care needs among children with special health care needs: Implications for the medical home. Pediatrics. 2005 Sep;116(3).

65. Al Agili DE, Roseman J, Pass MA, Thornton JB, Chavers LS. Acesso a cuidados dentários no Alabama para crianças com necessidades especiais: Perspectivas dos pais. Journal of the American Dental Association. 2004;135(4):490-5.

66. Fotedar S, Sharma KR, Bhardwaj V, Sogi GM. Barriers to the utilization of dental services in Shimla, India (Barreiras à utilização de serviços dentários em Shimla, Índia). European J Gen Dent. 2013 May;2(02):139-43.

67. Onyejaka NK, Folayan MO, Folaranmi N. Barreiras e facilitadores da utilização de serviços dentários por crianças com idades compreendidas entre os 8 e os 11 anos no Estado de Enugu, Nigéria. BMC Health Serv Res. 2016 Mar 15;16(1).

68. Kind LS, Aartman IHA, van Gemert-Schriks MCM, Bonifacio CC. Satisfação dos pais em relação aos cuidados dentários de crianças holandesas com Perturbação do Espectro do Autismo. Arquivos Europeus de Odontopediatria. 2021 Jun 1;22(3):491-6.

69. Logrieco MGM, Ciuffreda GN, Sinjari B, Spinelli M, Rossi R, D'Addazio G, et al. O que acontece numa cirurgia dentária quando o paciente é uma criança com perturbação do espetro do autismo? Um estudo italiano. J Autism Dev Disord. 2021 Jun 1;51(6):1939-52.

70. Stein Duker LI, Henwood BF, Bluthenthal RN, Juhlin E, Polido JC, Cermak SA. As percepções dos pais sobre os desafios dos cuidados dentários em crianças do sexo masculino com perturbação do espetro do autismo: An initial qualitative exploration. Res Autism Spectr Disord. 2017 Jul 1;39:63-72.

71. Alshatrat SM, Al-Bakri IA, Al-Omari WM. Utilização de Serviços Dentários e Barreiras aos Cuidados Dentários para Indivíduos com Perturbação do Espectro do Autismo na Jordânia: Um Estudo de Caso-Controlo. Int J Dent. 2020 Aug 3;2020:1-6.

72. Dave B, Jani D, RIyer. -Conhecimento, atitude e prática em relação aos cuidados de saúde oral entre os pais de crianças com perturbações do espetro do autismo - um estudo multicêntrico por questionário. Guident. 2020;13(2):38.

73. Lewis C, Vigo L, Novak L, Klein EJ. Listening to Parents (Ouvir os Pais): A Qualitative Look at the Dental and Oral Care Experiences of Children with Autism Spectrum Disorder. Pediatr Dent. 2015;37(7):E98-104.

74. Hammersmith KJ, Harlan TA, Fenning RM, Chan J, Stephenson KG, Macklin EA, et al. Correlatos de fatalismo em saúde oral em cuidadores de crianças com perturbação do espetro do autismo. Cuidados especiais em odontologia. 2021 Mar 15;41(2):145-53.

75. Como DH, Floríndez LI, Tran CF, Cermak SA, Stein Duker LI. Examinando o preconceito inconsciente embutido na linguagem do provedor em relação às crianças com

autismo. Nurs Health Sci. 2020 Jun 25;22(2):197-204.
76. Thomas N, Blake S, Morris C, Moles DR. Autism and primary care dentistry: parents' experiences of taking children with autism or working diagnosis of autism for dental examinations. Int J Paediatr Dent. 2018 Mar 26;28(2):226-38.
77. Cermak SA, Stein Duker LI, Williams ME, Dawson ME, Lane CJ, Polido JC. Ambientes dentários adaptados aos sentidos para melhorar os cuidados orais de crianças com perturbações do espetro do autismo: A Randomized Controlled Pilot Study. J Autism Dev Disord. 2015 Sep 1;45(9):2876-88.
78. Bhaskar B, Janakiram C, Joseph J. Access to dental care among differently-abled children in Kochi (Acesso a cuidados dentários entre crianças com deficiências em Kochi). Jornal da Associação Indiana de Odontologia de Saúde Pública. 2016;14(1):29.
79. Lai B, Milano M, Roberts MW, Hooper SR. Necessidades dentárias não satisfeitas e barreiras aos cuidados dentários entre crianças com perturbações do espetro do autismo. J Autism Dev Disord. 2012 Jul 10;42(7):1294-303.
80. Barbotte E, Guillemin F, Chau N, Grupo Lorhandicap. Prevalência de deficiências, incapacidades, desvantagens e qualidade de vida na população em geral: uma revisão da literatura recente. Boletim do Órgão Mundial de Saúde. 2001;79(11):1047-55.
81. Altun C, Guven G, Akgun OM, Akkurt MD, Basak F, Akbulut E. Oral Health Status of Disabled Individuals Oral Health Status of Disabled Individuals Attending Special Schools. Eur J Dent. 2010 Oct 30;04(04):361-6.
82. Associação Nacional de Educação de Alunos com Deficiência (NEADS). Tipos de deficiências. 2020 Mar 23;
83. Oredugba FA, Akindayomi Y. Estado de saúde oral e necessidades de tratamento de crianças e jovens adultos que frequentam um centro de dia para indivíduos com necessidades especiais de cuidados de saúde. BMC Oral Health. 2008 Dec 22;8(1):30.
84. Rao D, Hegde A, J J Hong Kong Dent J Vol JJ. Estado de higiene oral das crianças com deficiência que frequentam escolas especiais de South Canara, Índia HK DJ [Internet]. Vol. 2, Hong Kong Dental Journal. 2005. Disponível em: https://www.researchgate.net/publication/215563194
85.Maseda A, Cibeira N, Lorenzo-López L, González-Abraldes I, Buján A, de Labra C, et al. Estimulação Multissensorial e Sessões de Música Individualizadas em Idosos com Demência Grave: Effects on Mood, Behavior, and Biomedical Parameters. J Alzheimers Dis. 2018;63(4):1415-25.
86.McKee SA, Harris GT, Rice ME, Silk L. Efeitos de uma sala Snoezelen no comportamento de três clientes autistas. Res Dev Disabil. 2007 May;28(3):304-16.
87.Jan Hulsegge, Ad Verheul. Snoezelen : outro mundo : um livro prático de ambientes de experiências sensoriais para deficientes mentais. Rompa, Chesterfield 1987; 1987.
88.Shapiro M. A eficácia do -Snoezelen‖ na inibição de comportamentos desadaptativos e na facilitação de comportamentos adaptativos em crianças com atraso mental. BJDD. 1997;43:140-53.
89.Roley SS, Mailloux Z, Miller-Kuhaneck H, Glennon TJ. Compreender a Integração Sensorial de Ayres [Internet]. Vol. 12, OT Practice. 2007. Disponível em: www.sirri.com
90.Boyle CA, Boulet S, Schieve LA, Cohen RA, Blumberg SJ, Yeargin-Allsopp M, et al. Trends in the prevalence of developmental disabilities in US children, 1997- 2008. Pediatrics.

2011 Jun;127(6):1034-42.
91.Padawe D, Takate V, Barve K. Ambiente dentário adaptado aos sentidos: Improving Dental Visits for Children with Developmental Disabilities (Melhorar as consultas dentárias para crianças com deficiências de desenvolvimento). Ata Scientific Dental Scienecs. 2024 Jun 1;05-9.
92.Orientação comportamental para o paciente pediátrico dentário.
93.Casamassimo PS, Seale NS, Ruehs K. General dentists' perceptions of educational and treatment issues affecting access to care for children with special health care needs. J Dent Educ. 2004 Jan;68(1):23-8.
94.LOO CY, GRAHAM RM, HUGHES C V. Orientação comportamental no tratamento dentário de pacientes com perturbações do espetro do autismo. Int J Paediatr Dent. 2009 Nov 7;19(6):390-8.
95.Bogdanova O V., Bogdanov VB, Pizano A, Bouvard M, Cazalets JR, Mellen N, et al. The Current View on the Paradox of Pain in Autism Spectrum Disorders. Front Psychiatry. 2022 Jul 22;13.
96.Tao L, Jiang R, Zhang K, Qian Z, Chen P, Lv Y, et al. Light therapy in non- seasonal depression: Uma meta-análise actualizada. Psychiatry Res. 2020 Sep;291:113247.
97.Yao L, Zhang Z, Lam LT. The effect of light therapy on sleep quality in cancer patients: a systematic review and meta-analysis of randomized controlled trials. Front Psychiatry. 2023;14:1211561.
98.Martin L, Porreca F, Mata EI, Salloum M, Goel V, Gunnala P, et al. Green Light Exposure Improves Pain and Quality of Life in Fibromyalgia Patients: A Preliminary One-Way Crossover Clinical Trial. Pain Med. 2021 Feb 4;22(1):118- 30.
99.Martin LF, Patwardhan AM, Jain S V, Salloum MM, Freeman J, Khanna R, et al. Avaliação da exposição à luz verde na frequência das dores de cabeça e na qualidade de vida em doentes com enxaqueca: A preliminary one-way cross-over clinical trial. Cefalalgia. 2021 Feb;41(2):135-47.
100. Takemura Y, Kido K, Kawana H, Yamamoto T, Sanuki T, Mukai Y. Effects of Green Color Exposure on Stress, Anxiety, and Pain during Peripheral Intravenous Cannulation in Dental Patients Requiring Sedation (Efeitos da Exposição à Cor Verde no Stress, Ansiedade e Dor durante a Punção Intravenosa Periférica em Pacientes Dentários que Necessitam de Sedação). Int J Environ Res Public Health. 2021 Jun 1;18(11).
101. O'Connor Z. Psicologia da cor. In: Enciclopédia da Ciência da Cor e Tecnologia. Berlim, Heidelberg: Springer Berlin Heidelberg; 2015. p. 1-10.
102. O'Connor Z. Psicologia da cor e terapia da cor: Caveat emptor. Color Res Appl. 2011 Jun 11;36(3):229-34.
103. Shapiro M, Melmed RN, Sgan-Cohen HD, Eli I, Parush S. Behavioural and physiological effect of dental environment sensory adaptation on children's dental anxiety. Eur J Oral Sci. 2007 Dec 19;115(6):479-83.
104. Kim G, Carrico C, Ivey C, Wunsch PB. Impact of sensory adapted dental environment on children with developmental disabilities (Impacto de um ambiente dentário sensorialmente adaptado em crianças com deficiências de desenvolvimento). Cuidados especiais em medicina dentária. 2019 Mar 1;39(2):180-7.
105. Potter CN, Wetzel JL, Learman KE. Effect of sensory adaptations for routine dental care

in individuals with intellectual and developmental disabilities: Um estudo preliminar. J Intellect Dev Disabil. 2019 Jul 3;44(3):305-14.
106. Fallea A, Zuccarello R, Roccella M, Quatrosi G, Donadio S, Vetri L, et al. Ambiente dentário adaptado aos sentidos para o tratamento de pacientes com perturbação do espetro do autismo. Crianças. 2022 Mar 1;9(3).
107. Kittur S, Basappa N, Raju O, Naik S, Shagale A. Melhorar a medicina dentária de cuidados especiais com um ambiente dentário adaptado aos sentidos: Um estudo comparativo. Jornal da Sociedade Indiana de Pedodontia e Odontologia Preventiva. 2022 Jul 1;40(3):246-52.
108. Stein Duker LI, Como DH, Jolette C, Vigen C, Gong CL, Williams ME, et al. Adaptações Sensoriais para Melhorar a Angústia Fisiológica e Comportamental Durante Visitas Odontológicas em Crianças Autistas: Um Ensaio Cruzado Randomizado. In: JAMA Network Open. Associação Médica Americana; 2023.
109. Caroline M. Sawicki, Paz Duran, Sara Hestehave, Rajesh Khanna. Exposição à luz verde em crianças com perturbação do espetro do autismo: um estudo piloto. Journal of Clinical Pediatric Dentistry. 2024;48(4):99.
110. Fathima A, R M, R R, Pandurangan KK. Eficiência de um ambiente dentário adaptado aos sentidos versus um ambiente dentário normal em crianças neurotipicamente saudáveis: A Parallel-Arm Interventional Study. Cureus. 2024 Jun 10;
111. White JM. Estado da ciência das intervenções musicais. Cuidados críticos e prática perioperatória. Crit Care Nurs Clin North Am. 2000 Jun;12(2):219-25.
112. Seyrek SK, Corah NL, Pace LF. Comparação de três técnicas de distração na redução do stress em pacientes dentários. J Am Dent Assoc. 1984 Mar;108(3):327-9.
113. O'Callaghan CC. Pain, music creativity and music therapy in palliative care (Dor, criatividade musical e musicoterapia em cuidados paliativos). Am J Hosp Palliat Care. 1996;13(2):43-9.
114. Watkins GR. Musicoterapia: mecanismos fisiológicos propostos e implicações clínicas. Clin Nurse Spec. 1997 Mar;11(2):43-50.
115. Corah NL, Gale EN, Pace LF, Seyrek SK. Relaxamento e programação musical como meios de reduzir o stress psicológico durante os procedimentos dentários. J Am Dent Assoc. 1981 Aug;103(2):232-4.
116. Parkin SF. O efeito da música ambiente nas reacções das crianças submetidas a tratamento dentário. ASDC J Dent Child. 1981;48(6):430-2.
117. Marwah N, Prabhakar A, Raju O. Music distraction - its efficacy in management of anxious pediatric dental patients. Journal of Indian Society of Pedodontics and Preventive Dentistry. 2005;23(4):168.
118. Singh D, Samadi F, Jaiswal J, Tripathi AM. Redução do stress através de distração áudio em pacientes pediátricos dentários ansiosos: An Adjunctive Clinical Study. Int J Clin Pediatr Dent. 2014;7(3):149-52.
119. Navit S, Johri N, Khan SA, Singh RK, Chadha D, Navit P, et al. Eficácia e comparação de vários auxílios de distração de áudio na gestão de pacientes pediátricos dentários ansiosos. J Clin Diagn Res. 2015 Dec;9(12):ZC05-9.
120. TSHISWAKA SK, PINHEIRO SL. Efeito da música na redução da ansiedade de crianças durante o tratamento odontológico. RGO - Revista Gaúcha de Odontologia. 2020;68.

121. Grandin T. Calming effects of deep touch pressure in patients with autistic disorder, college students, and animals (Efeitos calmantes da pressão de toque profunda em pacientes com perturbações autistas, estudantes universitários e animais). J Child Adolesc Psychopharmacol. 1992;2(1):63-72.
122. Edelson SM, Edelson MG, Kerr DC, Grandin T. Behavioral and physiological effects of deep pressure on children with autism: a pilot study evaluating the efficacy of Grandin's Hug Machine. Am J Occup Ther. 1999;53(2):145-52.
123. Creedon M. Project Smart: Sensory modulation, assess- assessment, research, and treatment (Projeto Inteligente: Modulação sensorial, avaliação, investigação e tratamento). Trabalho apresentado na Conferência Anual da Autism Society of America, Las Vegas, Nevada. . 1994 Jul;
124. Welch MG. Holding Time. New York: Simon & Schuster; 1988.
125. VandenBerg NL. A utilização de um colete com pesos para aumentar o comportamento na tarefa em crianças com dificuldades de atenção. Am J Occup Ther. 2001;55(6):621-8.
126. Chen HY, Yang H, Meng LF, Chan PYS, Yang CY, Chen HM. Efeito da pressão profunda no sistema parassimpático em pacientes com cirurgia do dente do siso. Jornal da Associação Médica de Formosan. 2016 Oct;115(10):853-9.
127. Olson LJ, Moulton HJ. Experiências relatadas por terapeutas ocupacionais utilizando coletes com pesos em crianças com perturbações específicas do desenvolvimento. Occup Ther Int. 2004 Mar 29;11(1):52-66.
128. Jaafarzadeh M, Arman S, Pour F. Effect of aromatherapy with orange essential oil on salivary cortisol and pulse rate in children during dental treatment: Um ensaio clínico controlado e randomizado. Adv Biomed Res. 2013;2(1):10.
129. Lehrner J, Marwinski G, Lehr S, Johren P, Deecke L. Os odores ambientais de laranja e lavanda reduzem a ansiedade e melhoram o humor num consultório dentário. Physiol Behav. 2005 Sep;86(1-2):92-5.
130. Kritsidima M, Newton T, Asimakopoulou K. The effects of lavender scent on dental patient anxiety levels: a cluster randomised-controlled trial. Community Dent Oral Epidemiol. 2010 Feb 7;38(1):83-7.
131. Sahana S, Radhalakshmi J, Vasa AA. Effect of Lemongrass Essential Oil as Aromatherapy Agent on Dental Anxiety in Children (Efeito do óleo essencial de erva-limão como agente de aromaterapia na ansiedade dentária em crianças): A Cross-sectional Study. CODS - Journal of Dentistry. 2018 Jun 1;10(1):11-5.
132. Bhatia S, Oberoi R. Avaliação da Eficácia da Aromaterapia no Nível de Ansiedade dos Pacientes Pediátricos num Ambiente Dentário: A Randomized Control Trial. Vol. 6, International Journal of Oral Care and Research.
133. Ghaderi F, Solhjou N. Os efeitos da aromaterapia de alfazema no stress e na perceção da dor em crianças durante o tratamento dentário: Um ensaio clínico randomizado. Complemento Ther Clin Pract. 2020 Ago;40:101182.
134. James J, Retnakumari N, Vadakkepurayil K, Thekkeveetil AK, Tom A. Eficácia da Aromaterapia e da Distração Musical na Gestão da Ansiedade Dentária Pediátrica: Um Estudo Comparativo. Int J Clin Pediatr Dent. 2021;14(2):249-53.
135. Nirmala K, Kamatham R. Effect of Aromatherapy on Dental Anxiety and Pain in Children Undergoing Local Anesthetic Administrations: Um ensaio clínico randomizado. J

Caring Sci. 2021 Ago;10(3):111-20.
136. Singh MDS DN, PJ DN. Comparar a Eficácia das Terapias Complementares na Perceção da Dor na Inserção de Agulhas Intra-Orais em Pacientes Pediátricos - Um Ensaio Clínico Randomizado. Revista Internacional de Investigação Inovadora em Educação Multidisciplinar. 2023 Abr 3;02(03).
137. Kumar D, Gurunathan D, Jabin Z, Talal S. AROMATERAPIA VERSUS AVALIAÇÃO DE SEDAÇÃO CONSCIENTE NA REDUÇÃO DA ANSIEDADE DENTAL EM PACIENTES PEDIÁTRICOS DENTÁRIOS. Anais da Especialidade Dentária. 2024;12(2):25-31.
138. Mahfouz Omer shaimaa, AbdelWahab S, Helmy Y. Scentsational Smiles: The Impact of Aromatherapy on Alleviating Dental Anxiety in Children (O Impacto da Aromaterapia no Alívio da Ansiedade Dentária em Crianças). Egito Dent J. 2024 Abr 1;70(2):1039-56.

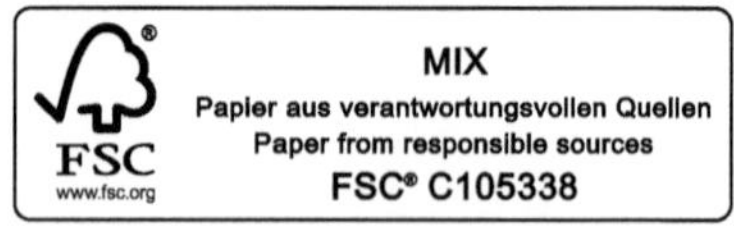

Printed by Books on Demand GmbH, Norderstedt / Germany